有病就有方

老中醫談治病養生

趙生 編著

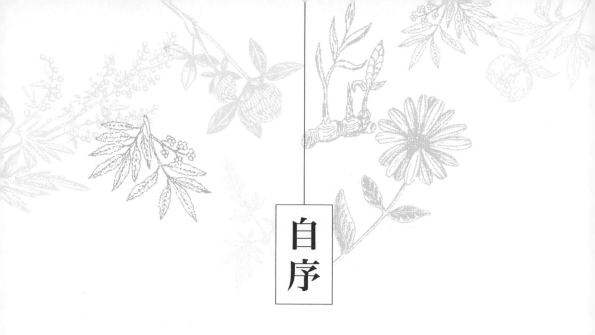

自序

不久前，有一對夫婦千里迢迢從海外來香港尋醫問藥，為的是解決生育問題。我純用中醫的方法為他們倆調治，幾個月之後，太太傳來懷有子嗣的喜訊，丈夫又得到意外收穫，身體內慢性肝炎病毒不知不覺中被清除了。夫婦二人喜出望外自不在話下。

從醫五十年，每每就是從意想不到的療效中，使我堅定了對中醫的信心。臨床上我多數執經方以治頑疾，《傷寒論》《金匱要略》的應用，幾乎佔了病例的八成。同時後世方、專方專藥自然也是基本功，能夠活用才能補偏救弊，細緻精當。

中醫因其取法自然，副作用小而受到民眾的歡迎。可是學中醫卻是入門易，入精入細很難。我一生都在艱難探索，一方面投師訪友，追隨前輩學習；另一方面鑽研典籍，從書本上學習；還有從臨證病例中學習。中醫經方的好處是熟練到一定程度，無論遇到什麼病症，都可以脫口而生，拿出相應方劑。假如面對病人時胸無定見，頭痛醫頭，腳痛醫腳，或者執死方以治活人，都不是一位好醫師。臨證要能夠觸機即發，信手拈來，還要熟能生巧，圓通活法。病情會有深淺進退的變化，處方遣藥不能一成不變，還需隨證加減，如此便可左右逢源，藥到病除。

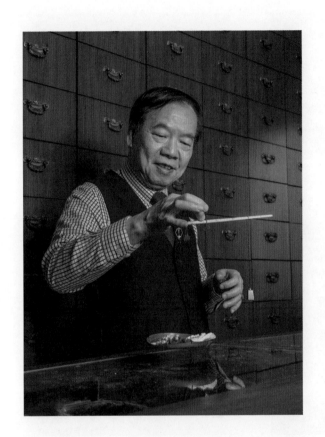

　　藥食同源，讀者們可能不陌生。有些健康問題，不一定需要對抗性治療手法，藥食並用，徐引緩導，和風細雨亦可取效。因應人們繁忙緊張的生活，本書推介一些相對簡單的食療方法，有病就有方。

香港中醫藥管理委員會
註冊中醫　趙生
2018 年 4 月

目錄

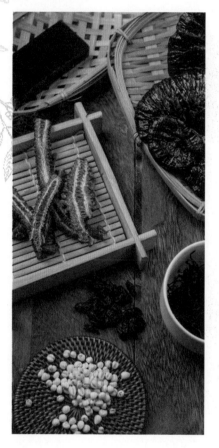

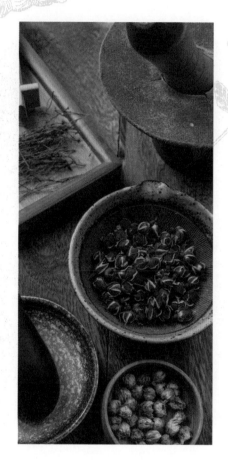

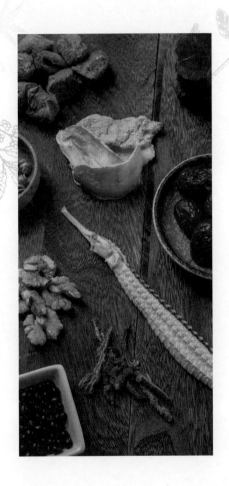

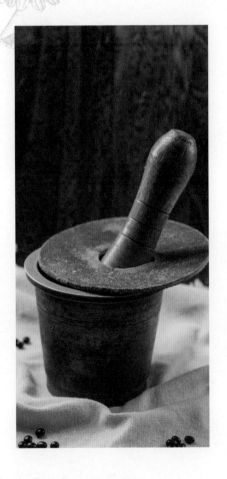

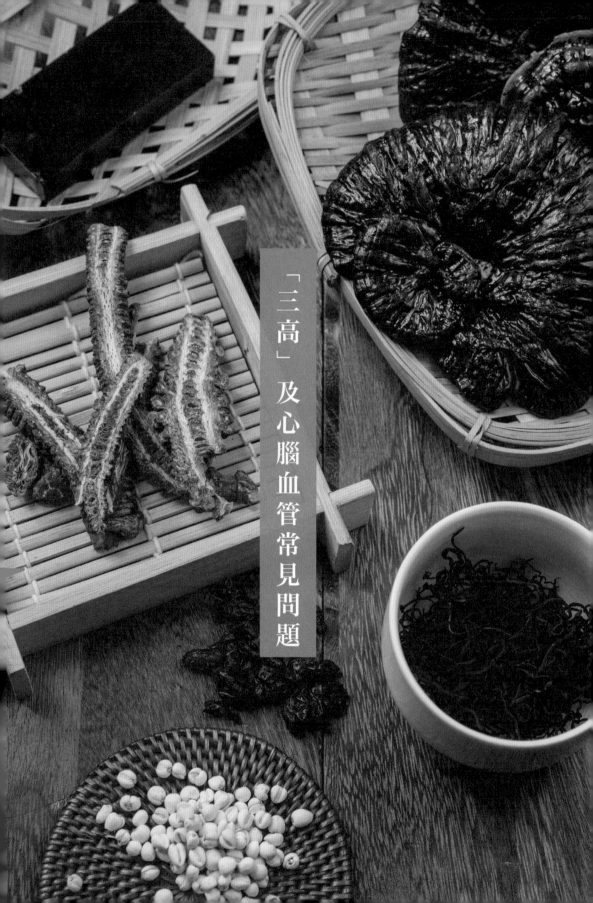

「三高」及心腦血管常見問題

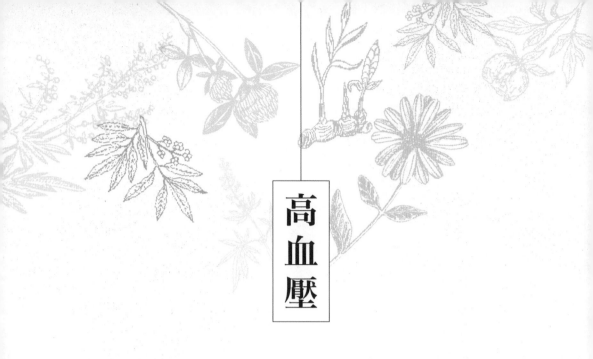

高血壓

根據世界衛生組織最新標準，正常血壓值的上限是收縮壓130mmHg，舒張壓80mmHg。高血壓一般是由心血管問題引起的。心臟好比一個泵，收縮壓高的原因是心臟單次泵出的血量大。當一個人的身體裏面供血不能滿足全身需要，心臟就要加大輸出血液的力量，收縮壓就上升了。舒張壓高是因為外周血管的阻力增加，末梢津液水準低，身體由於自我保護而使得外周血管收縮。

高血壓是西醫的一個病名。個人認為原因一是血管變老，血管壁被一些膽固醇和脂肪堆積而使得通道變狹窄，甚至堵塞；原因二是血管受到緊張素刺激，在不經意間它已經收縮，變得狹窄。打一個比喻，一棟樓房的供水管道，如果要滿足頂樓有水可用，只需要相應的水壓，如果水管裏面有些東西將它部分地堵住了，自然需要提高水壓，讓水通過這個狹窄的地方才能送上去。這就是高血壓的現象。把被堵的地方疏導乾淨，水壓就可以放低到適當的指標。如果把水管的質量構造得更好，不再生鏽，富有彈性，它輸水的功能更好了。這就是筆者治療高血壓的原理：宣通氣血，增加津液，將血管的阻滯去除。

醫案舉例

男性，60歲，高血壓病史20年。血壓 180/110mmHg。容易頭痛失眠，近來經常流鼻血，心慌煩躁。舌紅、苔黃、脈細弦，六經辨證屬太陰經、厥陰經合病。

對症療法

「瀉心湯」合「澤瀉湯」，加豨薟草、夏枯草、益母草、鹿銜草，服食一個月，結合針灸治療，血壓下降至130/80mmHg，鼻血已止，大便通暢。

醫案舉例

男性，46歲，有飲酒吸煙習慣，發現高血壓5年，刻下血壓160/100mmHg，自述頭痛、疲憊、自汗、睡眠不安。舌診：舌紅，苔薄白。取脈按之，其脈弦細。證屬太陰經外邪內虛，治以通脈除滯，潛陽安神。

對症療法

以經方「甘麥大棗湯」和時方「通血管湯」合用，加桂枝一味藥，服藥四周，血壓降至正常。囑繼續服藥一段時間，鞏固療效。

對於高血壓，臨床辨證施治，還有很多名方可用，例如「桂枝茯苓丸」「大柴胡湯」等，只要辨證精準、方證相應，往往應手取效。

鮮芹湯

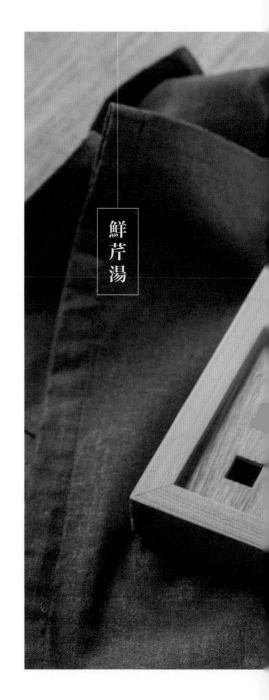

鮮芹湯

材料：

新鮮芹菜 1 1/2 斤，原條粟米 2 條，
紅棗 6 枚，生薑 3 片，清水 6 碗

做法：

1. 材料分別洗淨，瀝乾。
2. 芹菜去葉、去根，粟米連鬚，同紅
   棗、生薑共置入煲內，加清水 6 碗，
   以文火煲至 2 碗。

服法：分早晚飲完。每周 1 次，常飲
有益。

適用人士：適用於高血壓初期患者。

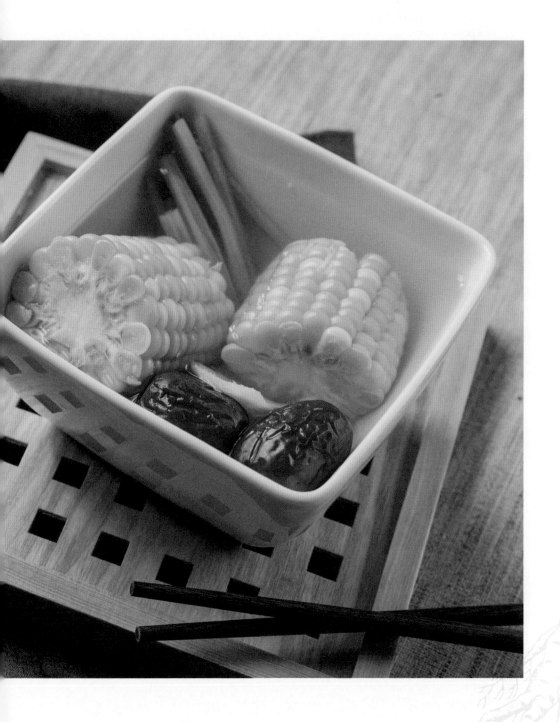

降壓茶

材料：

杜仲、粟米鬚、銀杏葉、珍珠草、澤瀉、山楂、絲瓜絡、鈎藤各 4 錢；天門冬、豬苓各 3 錢，田七片 1 錢，蜜棗 1 枚，清水 5 碗

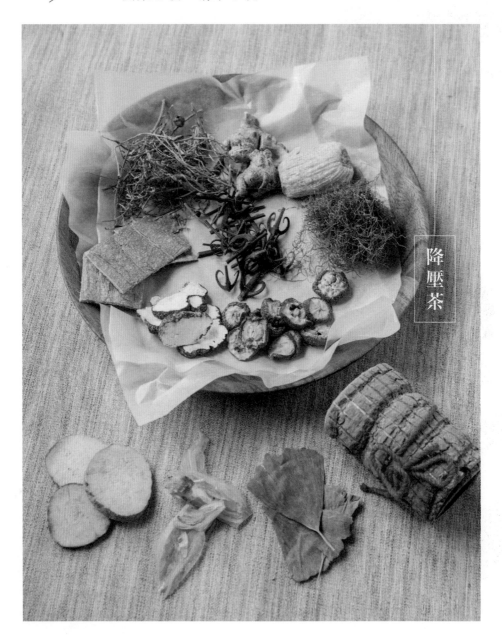

降壓茶

做法：

將以上材料浸泡 20 分鐘，洗淨，瀝乾，放入瓦煲內，
加清水 5 碗，以文火煲至 1 碗。

服法： 飯後飲用，每周 2 次，10 次為一個療程。

調養：
- 練習太極拳，暢通氣機，高血壓患者持之以恆，可收良效。

- 調暢心情，鼓勵參與個人喜好的活動，例如旅遊、閱讀、藝術活動，保持心境平靜，卸下工作壓力。

- 日常主食可以常吃粗糧，如馬鈴薯、粟米、小米、燕麥、蕎麥、綠豆、黃豆等，富含膳食纖維、維他命 B 雜和抗氧化物質。

知識儲備

方劑名稱： 甘麥大棗湯
藥物組成： 甘草、小麥、大棗
功用： 養心安神，和中緩急

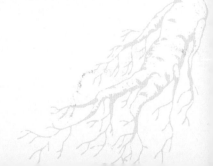

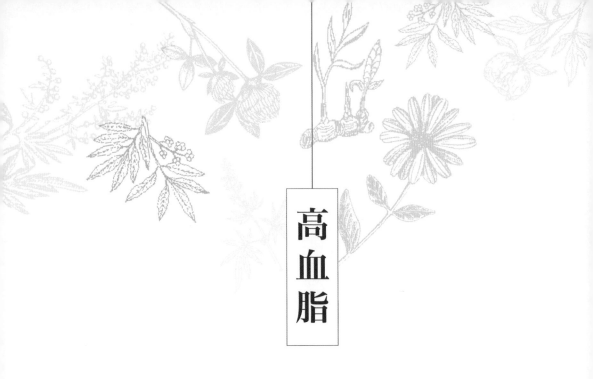

高血脂

高血脂是指血液內的脂質包括膽固醇、三酸甘油酯、磷脂、游離脂肪酸含量高於正常。特別是低密度脂蛋白升高，高密度脂蛋白降低。高血脂帶來的健康風險有血管硬化、糖尿病、脂肪肝、腎病。過食肥甘厚味，缺少運動者，要提高警覺性，這個病往往沒有症狀，不易覺察。部分患者在眼瞼處會出現黃色的瘤；除此之外，很多人只是在驗血時發現血脂不正常。

西醫會對患者應用降脂西藥，常見有他汀類、菸酸類、膽固醇吸收抑制劑等。中醫認為屬痰濕內阻，痰飲互結。

醫案舉例

男性，38歲，經西醫診斷患高血脂症12年（膽固醇和三酸甘油酯高），每日服降血脂西藥兩次；近期發現腎功能異常，不敢繼續吃藥，因擔心而前來求診。

病人起居習慣正常，但感覺惡風，自汗，痰多咳嗽，大便溏瀉，每日2至3次，小便量少。舌淡紅苔白，脈緩，六經辨證屬太陽經病，外寒內飲，濕熱阻滯。

對症療法

選用「半夏散」與「五苓散」相合，加滑石、車前草，服藥一個月，結合針灸，血脂和腎功能都恢復正常。

醫案舉例

男性，47歲，因高血脂服藥多年，引致胃痛，嚴重便秘，伴有頭痛惡風，睡眠不好，兩脅痛。證屬陽明經，少陽經合病。

對症療法

用「厚樸七物湯」合「四逆散」治療，諸症悉癒。

高血脂患者應該在飲食結構上控制飽和脂肪（例如動物脂肪）和肉類食品，避免進食過多精白米白麵、蛋糕、糖果。烹調方式最好採用蒸、煮、燜、涼拌，減少油炸，減少做菜時使用的油量。每日攝入鹽量不多於6克。

油甘子湯

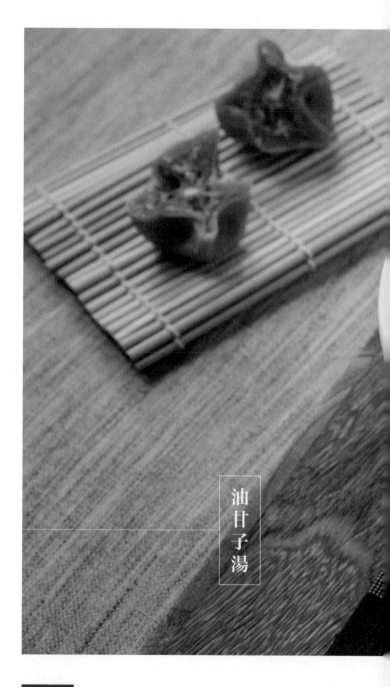

油甘子湯

材料：

油甘子 10 枚，鹹檸檬 1/4 個，肉眼 2 兩（切粒），生薑 3 片，清水適量

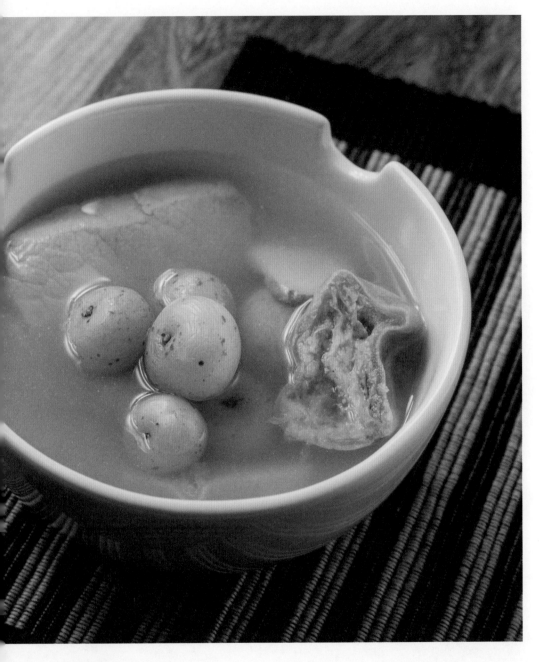

做法：

1. 材料分別洗淨，瀝乾。

2. 放入燉盅內，加清水適量燉約 3 小時即可飲用。

消脂飲

材料：

山楂、麥芽、茯苓各 5 錢，熟地黃、草決明、萊服子、澤瀉各 4 錢，丹參、牡丹皮各 3 錢，田七片 1 錢，清水 5 碗

做法：

將以上藥材洗淨，瀝乾，放入瓦煲內，加清水 5 碗，用慢火煲至 1 碗。

服法：飯後飲用，每周 2 次，10 次為一個療程。

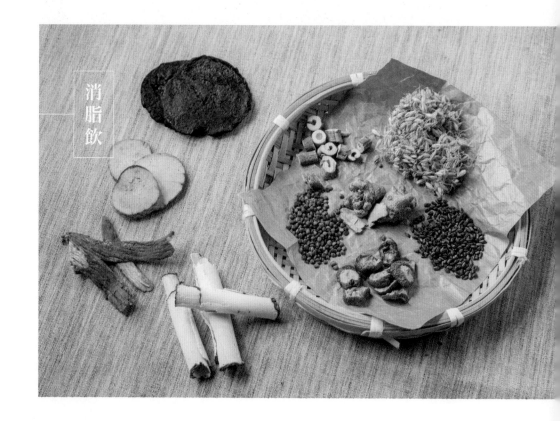

消脂飲

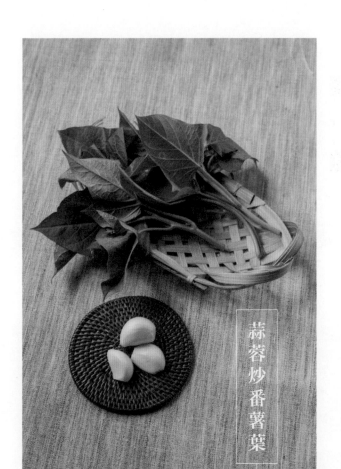

蒜蓉炒番薯葉

蒜蓉炒番薯葉

材料：

鮮嫩番薯葉 12 兩，蒜蓉 1 茶匙

做法：

1. 洗淨番薯葉，瀝乾。
2. 用植物油起鍋，先放入蒜蓉爆香，再放入番薯葉炒熟，加食鹽調味即可。

消脂飲

樸硝 2 兩，蘿蔔 4 斤

做法：

1. 將蘿蔔洗淨，瀝乾，切大件。

2. 初次煮，先用樸硝與蘿蔔 14 兩和水 2 1/2 公升同煮，煮至蘿蔔稔熟，撈出。接着用這煲湯再加入蘿蔔 14 兩煮，如此重複煮 5 次，直至蘿蔔用完，約得濃汁一大碗。

服法： • 分兩次服。每周一次。

• 脈虛大便不通者，加人參數錢，另燉同服。

調養： • 平時多吃蔬菜和水果，例如洋葱、黑木耳、紫菜、大白菜，少油少鹽，避免過飽。

• 控制體重，堅持適度運動鍛煉，避免肥胖。

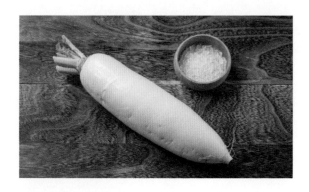

知識儲備

方劑名稱：五苓散
藥物組成：豬苓、澤瀉、白朮、茯苓、桂枝
功用：解外利水，滲濕降逆，溫陽化氣

高血糖

　　高血糖是從血液中測出的血糖值高於正常的指標。高血糖是一種內分泌代謝疾病，原因是體內胰島素分泌不足，人吃進肚子裏的食物，糖和碳水化合物未能正常地被運用，糖在血液裏積聚，引起糖、蛋白質、脂肪及電解質代謝紊亂。暴飲暴食、長期精神壓力過大、遺傳因素都與此病有關。

　　臨床所見的糖尿病，有些人是在定期體檢偶然查出血糖高，也有在中風出現之後才得知已患有糖尿病。正常人血中的葡萄糖能夠到達細胞中，開始代謝過程，在肝臟以糖原形式存在，當有需要的時候再由肝臟輸出，給身體所用。從中醫的角度看，這是靠脾的運化功能和肝的疏泄之力。近百年來，醫學界對糖尿病進行了大量研究，雖然先後有 10 位科學家因此獲諾貝爾獎，但是對糖尿病仍然沒有找到完全治癒的方法。

　　糖尿病屬中醫學消渴症。中醫認為這個病是脾胃氣陰兩虛，夾瘀夾濕。六經辨證多見裏陰證。

醫案舉例

男性，48歲，糖尿病史十餘年，自覺睡眠差，口苦，口渴欲飲，常有飢餓感，煩躁，心慌，大便乾結，空腹血糖 16mmol/L。脈細弱，舌淡紅，苔白，六經辨證屬太陰經病，上熱下寒，脾失健運。

對症療法

以「八味腎氣丸」加鬼羽箭、石榴葉，服藥二周覆診後空腹血糖降至 7.8mmol/L。

醫案舉例

男性，53歲，專業人士，長期的工作量過大，以及專業責任的不可推卸，健康開始響了警號。近年來血糖偏高，來診時提供西醫檢查結果：空腹血糖 12mmol/L。血壓正常。當時症狀為睡眠差，口乾口苦，口渴欲飲，常有飢餓感，煩躁心慌，大便乾結。舌淡紅，苔白，脈緩。證屬太陰經病，脾虛氣滯，上熱下寒。

對症療法

治以益氣健脾，扶正降糖。方選「參苓白朮散」加生石膏。

這類型的患者還沒有發生糖尿病併發症，中藥治療非常見效。連續治療一個月，臨床症狀消失，空腹血糖值回落到 6.8mmol/L。囑他戒掉甜食，控制澱粉量的攝入，進食低脂肪、低卡路里，但富含高蛋白質的食物。此後健康狀況一直不錯，完全可以正常工作。

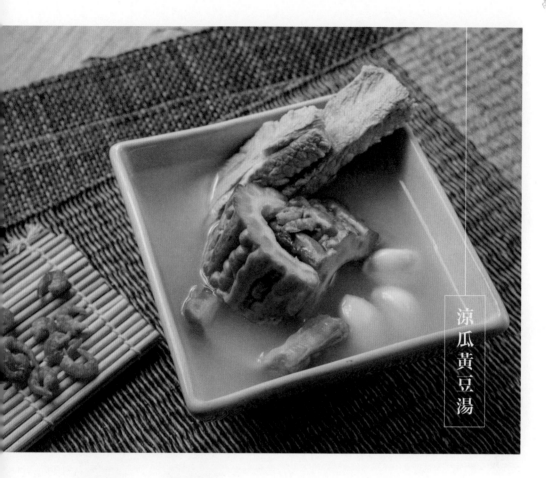

涼瓜黃豆湯

食療

涼瓜黃豆湯

材料：

涼瓜 2 個，黃豆 2 兩，蒜頭 10 粒，蝦米少許，排骨 1/2 斤，清水 8 碗

做法：

1. 材料洗淨。
2. 排骨汆水。蒜頭用鍋爆香。
3. 清水煮開，將以上材料一齊放入，共煲 1 小時，下食鹽調味，喝湯。

適合人士：這款湯水適合陰虛燥熱者飲用，氣虛便溏者慎用。

降糖飲

材料：

石榴葉、葛根各 1 兩，太子參 5 錢，黃芪、白芍、枸杞子、茯苓、淮山各 4 錢，肉蓯蓉 3 錢，麥冬 2 錢，清水 5 碗（大便稀溏者加藤葛根 1 兩）

做法：

所有材料洗淨，放入瓦煲內，加清水 5 碗，慢火煲至 1 碗。

服法：飯後飲用，每周 3 次，12 次一個療程。

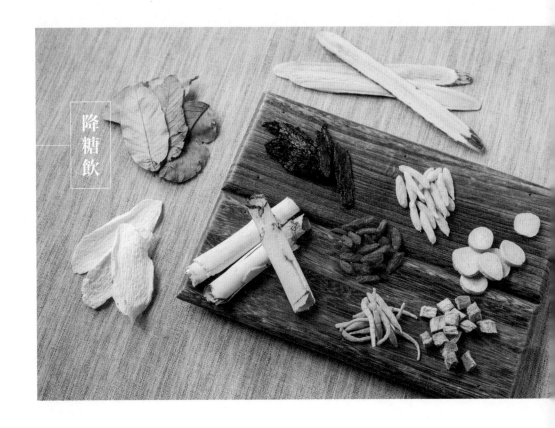

降糖飲

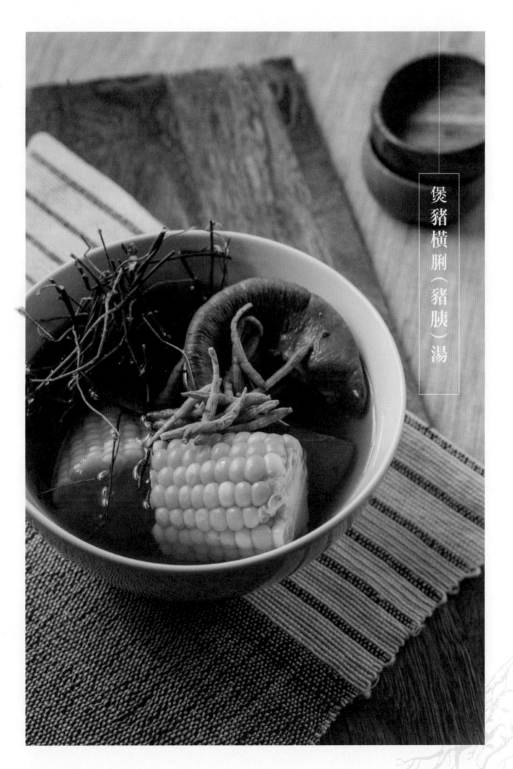

煲豬橫脷（豬胰）湯

煲豬橫脷（豬胰）湯

材料：

雞骨草 1 兩，太子參 4 錢，鮮粟米 1 條，豬橫脷 1 條，
清水適量

做法：

以上材料洗淨，放入適量清水煲 1 1/2 小時。

服法： 當做湯水飲用，對於輕症者有降糖效用。

調養：
- 適量運動。例如每日步行或緩跑兩公里，對控制血糖有幫助。
- 有泡腳習慣的人，可以用桂皮泡腳，桂皮有溫腎陽的作用，方法是每次用桂皮 5 錢，煮水 15 分鐘，熄火後讓水溫降至合適的冷熱度時，撈起桂皮，再泡腳 15 分鐘。
- 喝苦蕎茶。這種茶可以清熱解毒，降血糖，軟化血管。

知識儲備

方劑名稱： 八味腎氣丸
藥物組成： 乾地黃、山茱萸、淮山、茯苓、丹皮、澤瀉、桂枝、附子
功用： 溫補腎陽

尿酸偏高

尿酸偏高是新陳代謝出現問題。人體內的尿酸過多會形成結晶體，叫單納尿酸鹽晶體。當這種物質沉澱在關節，會引起關節紅腫劇痛，俗稱「痛風」。人們叫這個病做「酒肉病」，可想而知，和酗酒有關，亦和飲食中的蛋白含量過多有關。一般中年男性多見此病。除了飲食不小心引致痛風外，有一類患者是屬於先天性代謝酶缺陷，這類病人會有遺傳傾向。

尿酸過多的病人除了關節腫痛之外，腎臟作為身體內的一部機器，也容易因為長期負荷而消耗它的「零件」。當血中的尿酸過度飽和時，尿酸鹽結晶體有可能沉澱在腎臟組織，影響到腎小球的小血管，出現夜尿增多、腰痛，或下肢浮腫、高血壓。尿酸偏高的人出現這種情況，就要及時處理。痛風還有另一種對身體的危害，就是尿酸性結晶可能形成尿道結石，發生率約有 20%。

中醫認為此病是脾腎兩臟皆虛，穀豆膏脂，輸化障礙，膀胱氣化失司，尿酸滯於體內。調理要從固護脾腎入手，通利膀胱，以使腎組織得到保護，同時腎結石也得以清除。

醫案舉例

男性，40歲，尿酸高合併腎結石。吸煙飲酒，尿酸高多年，引起關節腫痛常發作，兩側腎臟結石，清除後又再發作。刻下小便頻密不暢，大便2至3日一次，乾結難排。舌紅，苔薄黃，脈弦。六經辨證屬陽明經病，熱實夾瘀內結。

對症療法

處方「當歸貝母苦參丸」合「八正散」加路路通一味，清裏實熱，散結排石。每3日針灸一次，治療一個月，關節痛不再出現，腎結石也消失不見了。

醫案舉例

男性，43歲，患尿酸高症多年，關節腫痛反覆發作，痛苦難忍，求治。來時四肢關節多處紅腫熱痛，二便正常，胃納尚可，自訴有眩暈。舌淡紅，苔白，脈細緩，證屬太陽經與太陰經合病，血虛內飲，營衛失調。

對症療法

治以養血利水，調理營衛，方選「當歸芍藥散」合「五苓散」，結合針灸治療。一個月後關節腫痛全消。囑戒煙酒，調整飲食結構，三個月覆診。

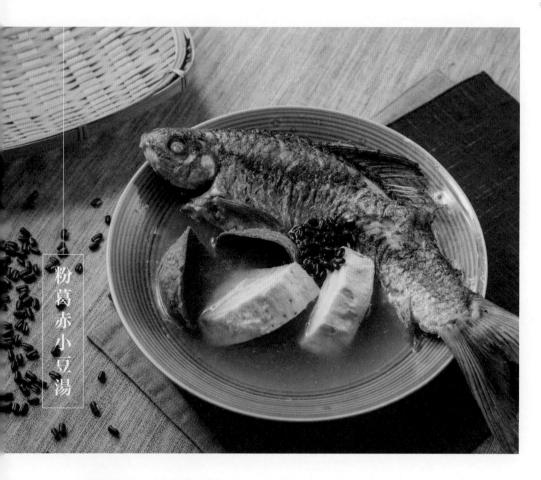

粉葛赤小豆湯

食療

粉葛赤小豆湯

材料：

鮮粉葛 2 斤，鮮鯪魚 2 條，赤小豆 2 兩，陳皮 1/2 錢，
滾水適量

做法：

1. 材料洗淨，瀝乾。
2. 粉葛去皮切塊，陳皮浸軟。
3. 燒熱鍋，下鯪魚略煎備用，將以上材料放入適量滾
   水中煲 1 小時即可。

排尿酸茶

材料：

貓鬚草、銀杏葉各 5 錢，澤瀉、茯苓、白朮、桂枝、白通草、海風藤、雞血藤各 4 錢，杜仲、豬苓各 2 錢，清水 5 碗

做法：

以上材料洗淨，放入瓦煲，以清水 5 碗慢火煎至 1 碗，飯後飲。

服法：每周 2 次，8 次一個療程。

調養：
- 不良的生活習慣對於痛風有很大影響，比如說熬夜會使人的身體形成酸性環境，不利於尿酸排泄，誘發痛風發作，所以痛風患者一定要禁止熬夜。
- 戒酒和清淡飲食是預防痛風的原則。多吃蔬果和奶類食物，避免吃動物內臟、海鮮、老火濃湯，菇菌類和黃豆類也要慎吃。每日飲大量清水，做適度運動。

知識儲備

方劑名稱：當歸貝母苦參湯
藥物組成：當歸、貝母、苦參
功用：和血潤燥，利竅除熱

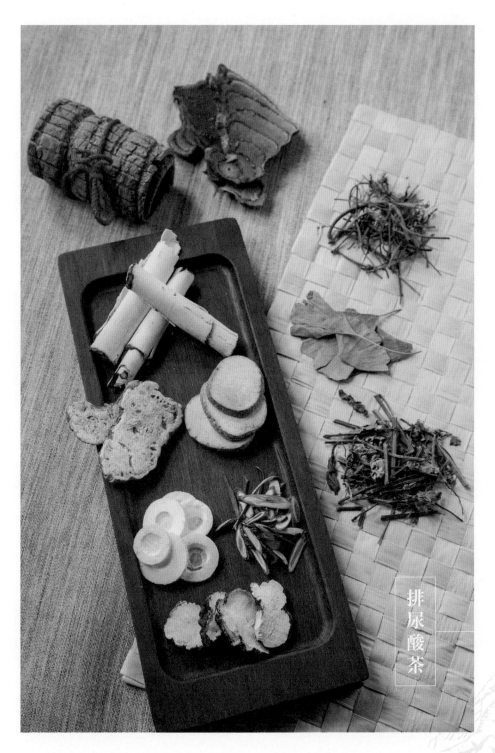

排尿酸茶

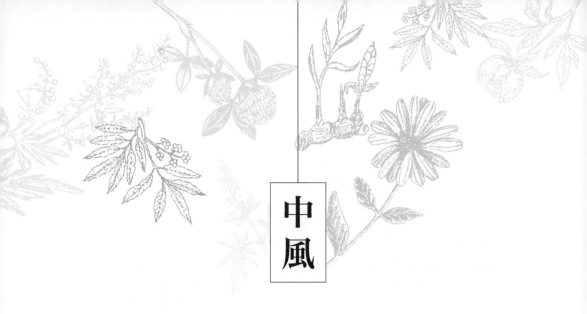

中風

「中風」，現代醫學稱為腦血管意外，有出血性中風和缺血性中風兩種類型。是因某些誘發因素引致腦血管爆裂，血管斑塊阻塞，導致顱內出血或腦血管阻塞。起病突然，出現意識障礙（暈倒）、手足癱瘓或失語等。如果醫治不及時，死亡率及致殘率頗高。病因大多由於形體肥胖，氣血痰濕壅滯，長期過勞，情志不暢等。有可能反覆發作。病人在危急發病期多數西醫搶救，建議病情一經穩定，儘快爭取加入中醫調治，減少致殘率。

中醫認為，中風是氣血逆亂，上犯於腦引起的病證。因為起病急驟，與自然界風的特徵相似，古代醫家就借風邪來類比，定名為中風。中風病復發率比較高，致殘率很高，是一個非常難治癒的病。中醫治中風，「平肝熄風」大家可能不陌生。經方醫家還有溫陽補血化瘀，開泄表閉，祛風通絡之法。

《金匱要略》收錄《古今錄驗》續命湯為附方，指明得了「風痱」（即中風）就用續命湯治療。續命湯是由麻黃湯、桂枝湯的變方而來。古人早就探知了中風不論是外邪犯表，還是內傷出表，治療上要開瀉表閉、透達營衛、活血化瘀。《千金要方》中有「附子散」，主中風，手臂不仁，口面喎僻。將近 2000 年之前，還沒有西方醫學被引入，中醫經典治療手法一直顧護着整個中華民族。筆者今日踐行中醫經方，亦源於文化自信。

醫案舉例

男性，57 歲。某日清晨，突然眩暈，嘔吐，視物不清，下肢失去知覺，不能站立。急送醫院。住院治療一個月後，出院時下半身癱瘓，坐輪椅來看中醫。首診時言語含糊不清，大、小二便不暢，四肢逆冷，自汗，下肢抽搐疼痛，胃口差。舌紅，苔白中帶黃，脈細弱。辨證施治，屬少陰經、陽明經合病，陽虛血少，寒濕痹阻。

對症療法

治以溫陽化瘀，散寒行痹，「甘草附子湯」合「小承氣湯」加夜交藤、麻黃根，每日一劑，結合針灸，90 天後，大小便正常，下肢抽搐消失，不拄拐杖，可以行走，言語清晰。

醫案舉例

女性，75 歲，半年前某日中午，突然覺得眩暈、嘔吐、視物不清，送醫院經西醫診斷為「左腦中風」，住院治療一個月，出院時右半身癱瘓，求治。臨床見不能言語，右側手足無力，遺尿，四肢逆冷，腰酸，胃口不好。舌診：舌淡紅，苔薄白。脈診：脈細緩。辨證屬太陰經和少陰經合病，腎氣不足，固攝失可。

對症療法

治以溫補腎陽，固攝止遺。方藥選用「腎氣丸」做湯藥劑型，意在用微火以生腎氣，而補中寓瀉，補而不膩。結合針灸治療。經三個月治療後，遺尿、腰痛痊癒，右半身癱瘓明顯改善。

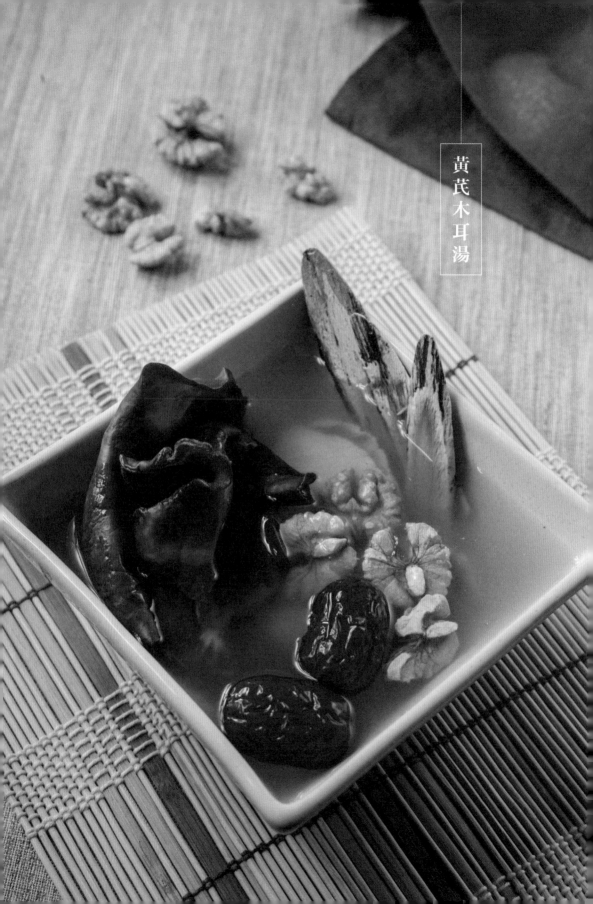
黃芪木耳湯

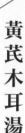

食療

黃芪木耳湯

材料：

黃芪 5 錢，白背木耳 1 兩，核桃 10 顆，紅棗 10 枚，豬瘦肉 6 兩，清水 6 碗

做法：

1. 材料洗淨，瀝乾。
2. 以上材料放入瓦煲，以清水 7 碗慢火煎至 2 碗，分早晚飲。

功效： • 黃芪對運動神經元的康復有作用，也可以用來燉肉湯，雞湯，去油之後喝湯。

• 五指毛桃有類似黃芪的功效，人稱「南芪」，不燥熱，有香味，適合做藥膳，五指毛桃煲烏雞湯有療癒效果。

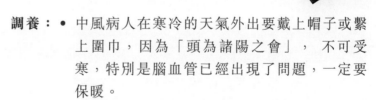

調養： • 中風病人在寒冷的天氣外出要戴上帽子或繫上圍巾，因為「頭為諸陽之會」，不可受寒，特別是腦血管已經出現了問題，一定要保暖。

• 調暢情志的食物適宜常吃，例如核桃、玫瑰花、圓肉。

• 食物以軟及多汁為主，以便吞嚥。水果、瓜菜宜多吃，保證維他命的攝入及大便的暢通。

知識儲備

方劑名稱：小承氣湯
藥物組成：大黃、厚樸、枳實
功用：瀉熱通便，消滯除滿

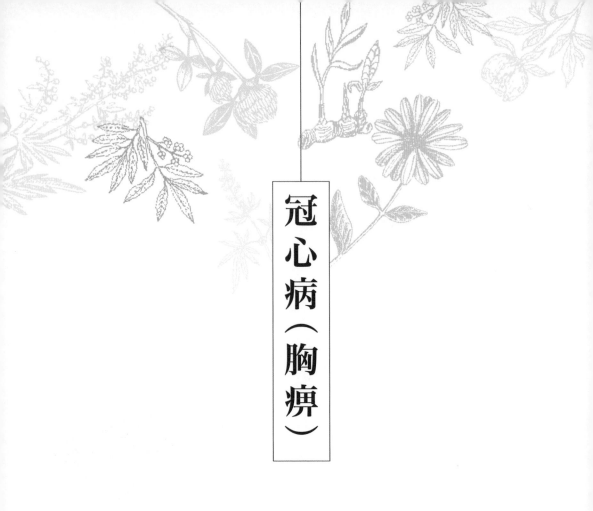

冠心病（胸痹）

冠心病是一個簡稱，全稱是「冠狀動脈粥樣硬化性心臟病」。中醫屬「胸痹」範圍。心臟是人體最重要的器官，瞭解心血管疾病的知識非常重要。為了使讀者更容易理解冠心病，讓我們借助現代醫學的原理，齊來認識一下「冠心病」。

心臟每天 24 小時不停地跳動，人體的各個器官和肢體所需要的血液，都是靠心臟供應。它跳，還是不跳，就決定着人的存活與否。當然，正常情況下它是很負責的，不會像一個情緒化的傢伙，動不動就跳跳停停，揸着你的脖子叫你透不過氣。但是，心臟這個器官本身也需要獲得血液供應，才能正常工作，才能有節奏地、有力地收縮。

那麼，什麼時候它可能不跳呢？有一種可能是冠狀動脈不通！冠狀動脈是給心臟供應血液的，必須時刻不停地供血，如果血液不能及時送到，心臟就像生產中的工廠突然停電，馳騁着的汽車斷油⋯⋯冠狀動脈其實也很聰明，想像一下一條智慧化的高速公路，隨着心臟活動量的變化，會調整對心臟的供血，「隨機應變」，心臟活動量大時，冠脈張開，血流量可以增加到 6 至 7 倍，把心臟最急需的血液及時送到。這個在醫學上叫做「代償能力」。如果冠狀動脈腔內出現斑塊（由脂質，例如膽固醇構成），斑塊向血管腔內隆起，血管就好像生了鏽的水管，變得狹窄，甚至完全堵塞。輸送給心臟的血液變少了，心肌缺血，心絞痛就會發生。一旦冠脈完全堵塞，又沒有其他血管通過別的路徑把血液輸送給心臟，這就是危險的心肌梗塞。冠心病的發病原因很複雜，有時冠狀動脈抽筋，或者先天性畸形也可以造成管腔狹窄。

我們常說的「四高」（血壓、血脂、血糖、尿酸），吸煙習慣、壓力刺激，還有高齡和遺傳因素，都不可忽略。知曉冠心病的預防和治療，對人有實質性的幫助。現代醫學治療，有安放心臟支架（俗稱「通波仔」），和冠狀動脈旁路移植術（俗稱「搭橋」）。

中醫將這一類的病視作「胸痹」。是痰濁壅盛，痞塞於胸中，或者陽氣虛衰，痰阻心陽引起。

醫案舉例

男性，69歲。自述心慌心悸，胸脅疼痛。經西醫診斷為冠狀動脈硬化阻塞性心臟病，給予定時服止痛藥減輕胸痛。自行前來尋求中醫診治。當時患者仍覺胸脅疼痛，大便日行 2-3 次，排便時肚痛。血壓低，BP98/57mmhg，血糖低 2.5mml/L。四肢冰冷，舌淡無澤，苔白，脈微弱，證屬太陰經陽虛氣陷，津血大虧。

對症療法

治以溫陽生津、行氣活血，方藥選用「枳實薤白桂枝湯」合「四逆加人參湯」，結合針灸治療。一個月後療效顯著，胸脅疼痛消失，大便日行 1 次，血壓、血糖均回復正常。囑繼續服藥一段時期，鞏固療效。

醫案舉例

女性，60歲。病史：患者自覺頭暈心悸，氣上沖，胸悶胸痛，時出汗，常失眠，身疲倦怠。西醫診斷為冠心病。中醫辨證：病人已經患有「三高」症一段時間，心電圖顯示冠狀動脈供血不足。刻下，大便秘結，每三至四日一次，舌紅，苔黃少，脈遲緩。食慾尚算正常。證屬太陽經陽明經合病，營衛失調，裏實熱結。

對症療法

治以調理營衛，清裏實熱，方選「桂枝茯苓丸」合「抵當湯」。結合針灸治療。經過 30 日治療後，胸痛全消，心電圖亦顯示冠狀動脈供血回復正常。

食療

養生粥

材料：

赤小豆、粳米各 50 克，薏仁 20 克，清水適量

做法：

1. 先泡赤小豆 3 小時。
2. 煮滾適量清水，加入赤小豆煮至將爛時，入粳米、薏仁共煮，直至全部材料軟爛成粥狀，便可食用。

功效：清熱健脾。

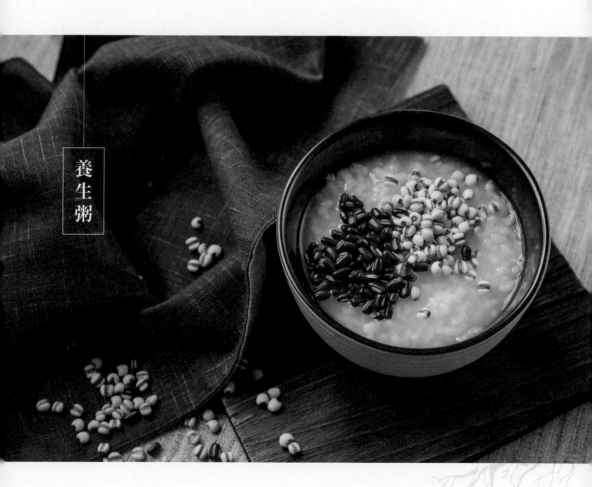

養生粥

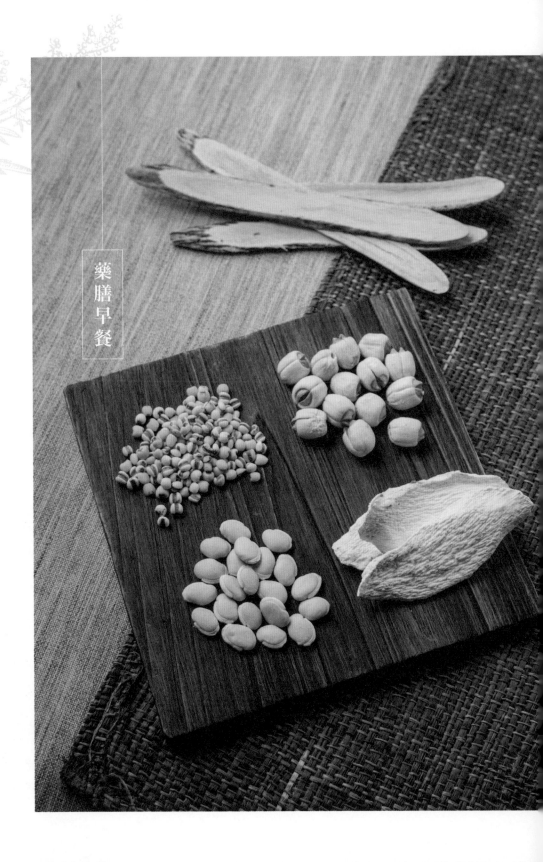

藥膳早餐

藥膳早餐

材料：

蓮子 10 顆，淮山 5 錢，薏仁 4 錢，白扁豆 4 錢，黃芪 1 兩，清水 1 碗

做法：

1. 蓮子、淮山、薏仁、白扁豆洗淨，浸泡 3 小時，撈出瀝乾。
2. 煮滾適量清水，加入以上材料，文火煮約 1 小時至微微軟爛，放入湯碗中。
3. 黃芪置於燉盅內，用清水 1 碗燉 1 小時。
4. 燉好後，將黃芪湯液注入已煮好的蓮子、淮山等材料中，將湯和材料混合，一起食用。

服用：隔日 1 次。這是一款護心強身的食療佳選。

調養：緩步跑或步行是很好的鍛煉，每日至少 2 公里，要求全身微微汗出為佳。視乎病人具體情況，宜先諮詢醫生意見是否適合做這項鍛煉。

知識儲備

方劑名稱：枳實薤白桂枝湯
藥物組成：枳實、厚樸、薤白、桂枝、栝蔞實
功用：通陽散結，祛痰下氣

冠狀動脈手術後調理

　　心臟搭橋，醫學上稱為「冠狀動脈旁路移植術」。簡單來說，是將一段額外的血管，在堵塞的冠狀動脈旁另建一條通路，用繞道走的辦法，從新建的旁路血管向心臟輸送血液，使原本已經缺血的心肌獲得充足的血液供應。

　　研究顯示，對於比較複雜的冠心病，搭橋手術是首選，具有降低死亡率和復發率的優勢。主幹動脈嚴重狹窄、多支冠狀動脈嚴重病變，以及嚴重的心臟功能不全患者，目前還是大多採取搭橋手術治療。這類手術是一種開胸手術，創傷面積大，手術後恢復較慢。對於年老體弱的患者，手術後中醫可以在調理方面發揮積極的作用。

　　針對每一個患者的體質差異，同樣是活血化瘀、益氣養心，中醫就擅長區分標本主次，法隨症轉，大大減低藥物的毒副作用。可以使患者原本漫長而艱難的恢復過程有效地縮短。

　　什麼時候找中醫合適呢？一般手術出院後恢復飲食，就可以開始看中醫了。有經驗的中醫知道，這時的病人都在服用抗凝血的西藥，會小心處理。

醫案舉例

女性，58歲，家庭主婦。患者因冠狀動脈梗阻，曾經接受心臟搭橋手術。手術後三個月，常出現心悸驚慌，食慾差，口乾不喜飲，夜夢多，氣喘，自汗，畏寒，兩顴紅，舌紅有瘀斑，苔白，脈沉細。證屬太陽經、太陰經合病，津血虧虛，血不養心。

對症療法

治以補津生血，養心安神。方選「炙甘草湯」，配合針灸治療。一個月療程完成，諸症息除。

醫案舉例

男性，73歲，退休工人。因患冠狀動脈退化，心肌供血不足，心臟搭橋手術後仍覺體弱不適，親人介紹而來求診。當時患者心悸驚慌、關節疼痛、頭暈、自汗、畏寒喜熱，稍稍行動就氣促，兩顴紅，胃脹，嘔酸，大便稀溏，睡眠不好，血壓偏低，血糖偏低，四肢冰冷，舌淡無澤，苔白，脈微細。證屬太陰、少陰經合病，陽虛氣弱，津血大虧。

對症療法

治以溫陽生津，補氣養心，方選「茯苓四逆湯」合「葶藶大棗瀉肺湯」。服藥一個月後，脈象、氣色明顯好轉，低血壓低血糖完全轉為正常，諸症得除。

食療

紅菜頭湯

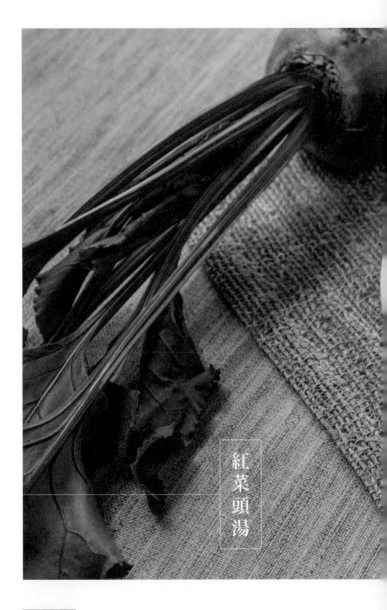

紅菜頭湯

材料：

有機種植的紅菜頭 2 個（約 6 兩），番茄 2-3
個，栗子肉 15 顆，核桃肉 1 1/2 兩，鮮粟米
2 條，滾水適量

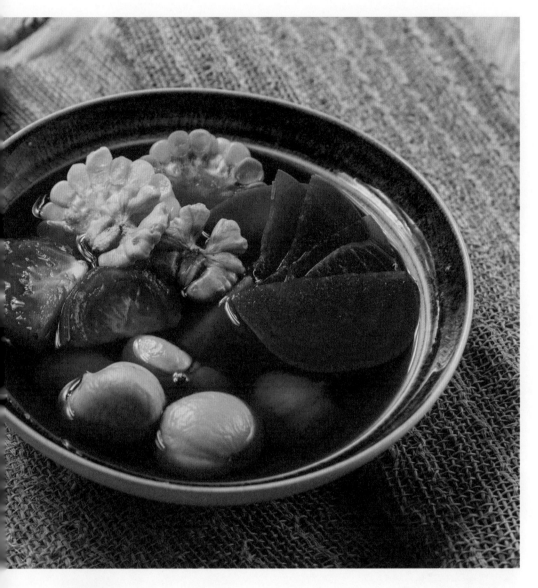

做法：

1. 材料洗淨，瀝乾。
2. 紅菜頭切成大粒，莖和葉切段。核桃肉去衣。粟米每條切為三段。
3. 煲內注入適量滾水，放入以上材料，明火滾 10 分鐘，轉慢火煲 1
   小時即可。

功效：此湯可以養血，補充體力，而且低脂低膽固醇，常飲有益。

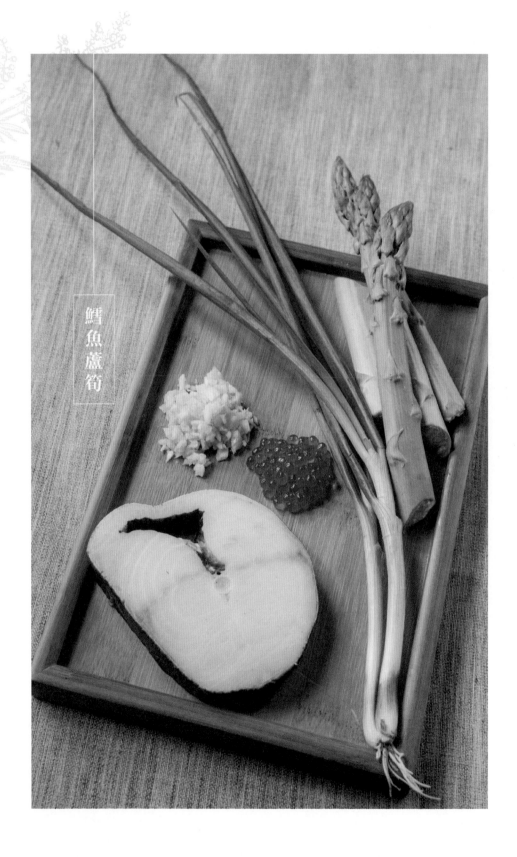

鱈魚蘆筍

鱈魚蘆筍

材料：

銀鱈魚 1 塊（1 人份量），蘆筍 4 兩（4 棵），蒜蓉 1
湯匙，青葱 1 棵（切粒）， 三文魚籽（即食）1 湯匙

醃料：

胡椒粉 1/2 茶匙，幼鹽 1/3 茶匙

調味料：

蠔油 1 湯匙，糖 1/2 茶匙，胡椒粉 1/2 茶匙，水 2 湯匙

做法：

1. 銀鱈魚抹乾水分，用醃料拌勻，放入平底鍋中兩面
   煎至熟透，上碟。
2. 蘆筍切段，用滾水灼 3 分鐘，撈起伴碟。
3. 燒熱油鍋，用滾油爆香蒜蓉，加入調味料煮滾，熄
   火，放入葱粒，淋在鱈魚和蘆筍上，再將三文魚籽
   擺在鱈魚和蘆筍面上。

服法：當作餸菜吃。（一人份量）

調養：
- 手術後幾個月內，日常煲湯可以加入一點肉
  桂，以助心陽。用量不必多，一錢或以下就
  夠了。
- 建議常吃粥，補充津液，助益脾胃。
- 桂枝 10 克，炙甘草 10 克，放入保溫壺內，
  注入滾水焗 1 小時，當茶飲，有助恢復心臟
  動力。

知識儲備

方劑名稱：炙甘草湯

藥物組成：炙甘草、生薑、人參、桂枝、生地黃、阿膠、麥
門冬、麻仁、大棗

功用：滋陰養血，益氣溫陽，復脈止悸

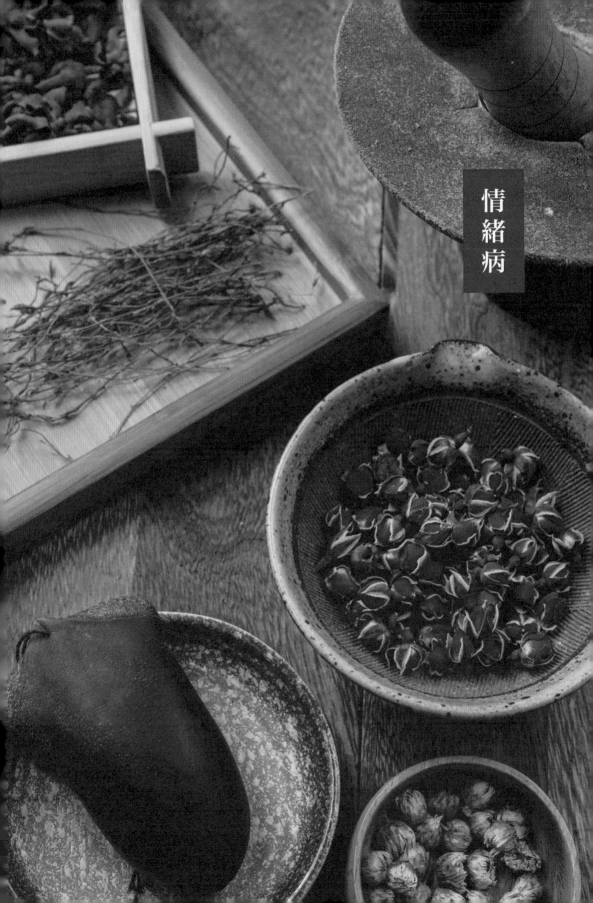

情緒病

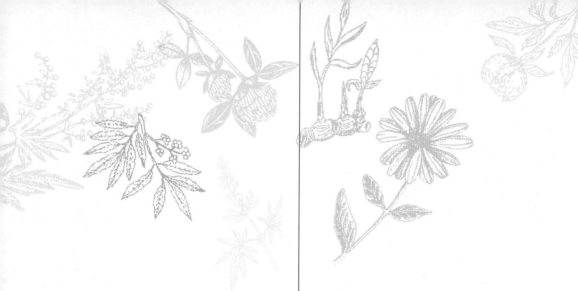

情緒病的基礎知識

　　人們在生活中偶爾會遇到打擊或創傷，例如工作不如意、失業、投資失利、婚姻破裂、喪偶、遭受性侵犯等。悲傷、焦慮、羞恥、恐懼都是正常的情緒。經過一段時間調整，事過境遷，一般心情可以恢復正常。但如果其中任何一種情緒變得極端，甚至失控，延續兩三個月以上，甚至經年，影響生活，這就暗示演變為情緒病。常見的情緒病有抑鬱症、焦慮症、強迫症、恐懼症、狂躁症、疑病症。

　　根據經驗，情緒病的成因是多種的。除了以上提及的外在壓力外，內在原因有遺傳問題、腦部化學傳遞物質失調，例如血清素、多巴胺，致使生理功能受到影響。性格過於懦弱者，或凡事執著者，遇上持續而無法應對的壓力，思想被推向負面，也可能演變為情緒病。

　　情緒病是現代醫學的病名。中醫認為，喜怒憂思悲恐驚這七情，一般人都會有。當它超出人的承受能力，引致氣機不暢，例如頭痛、失眠、不能進食，影響工作和社交，就應該接受治療。借助西醫對情緒病的分型法，以下按順序介紹一下筆者處理的病例和感悟。

抑鬱症

抑鬱症在現代社會為不少個人和家庭帶來過巨大的不幸。承受這種心理疾病造成的危害，有可能超過了心腦血管疾病和癌症。有些知名的演藝界的人士就是在事業巔峰的時候被抑鬱症帶走的。

抑鬱是一組情緒低落、情感活動消極、興趣減少為主的綜合症候群。患者一連幾個星期，時刻都非常低落，如陷泥沼、無力自拔、每日失眠、精神不振，既睡不着覺又沒有決心起床，對周圍的事物冷漠，失去個人愛好，茶飯不思，厭棄素來所喜的事物，無法集中精神，經常哭泣，甚至產生輕生的念頭。抑鬱症似乎有家族傾向，但是還不算是遺傳病。有研究顯示，嚴重抑鬱患者的大腦發生化學變化，負責大腦信息處理的海馬體、前額葉、杏仁核在核磁共振檢查中顯示出改變，使病人失去正常的判斷力和計劃力，甚至行為失控。在中醫看來，是「鬱證」及「臟燥」範圍，或者「百合病」。接手這樣的病人，中醫就會想：是不是痰濕風火擾動心神，還是氣血不足心失所養？一個人總不會無緣無故就不吃不睡對不對？中醫就是辨證論治。

醫案舉例

男性，年約 36 歲，在銀行工作。自訴很疲倦，對事物不感興趣，頭昏腦脹，經常失眠，手腳冰冷，口苦咽乾，吃不下，胸口堵的慌。經常接受心理治療，未能改善。這種情況和他的身體內在原因很有關係。當時看到他身材特別清瘦，舌淨無苔，脈弦微數，六經辨證屬厥陰經半表半裏陰證，陽虛夾水飲。

對症療法

選方「柴胡桂枝乾薑湯」，溫上清下，養血利水，結合針灸治療。經過調治，患者覺得漸喜美食，心情轉佳，病情改善，願意繼續接受中醫治療。

醫案舉例

女性，52 歲。經常無故哭泣，有時可每天啼哭 4 至 5 次，經常頭痛，嚴重時伴有嘔吐，精神難以集中。胃口一般，二便尚可。望診：患者面色無華。舌診：舌淡紅，苔淡白。脈診：脈細緩，尺脈沉。證屬太陰經裏寒夾飲，臟腑失養。

對症療法

治以溫裏祛飲，寧神定志，擬方「甘麥大棗湯」加生牡蠣、石決明、茉莉花、人參花、素馨花，結合針灸治療。治療後情緒失控得止，哭泣不再，漸覺神清氣朗。

食療

玫瑰百合釀

材料：

鮮百合 3 個，乾玫瑰花 1 錢，酒釀 1 碗，玫瑰醬 1
湯匙（或蜂蜜 1 湯匙），冰糖 1 兩，清水適量

做法：

1. 百合洗淨，剝瓣，玫瑰花去萼。

2. 酒釀倒入鍋中，加小量清水，煮滾後放入百合，
   文火煲 5 分鐘，再放入玫瑰花瓣，煮 1 分鐘。

3. 最後調入玫瑰醬和冰糖。

服法：溫服。

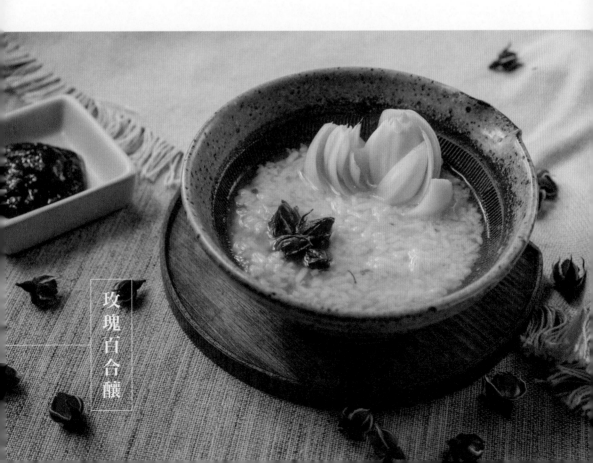

玫瑰百合釀

百合地黃湯

材料：

鮮百合 5 個，生地黃 5 錢，礦泉水 5 碗

做法：

1. 以清水浸泡百合一晚，去其水。

2. 以礦泉水 5 碗，將百合、地黃同煎至 1 1/2 碗水。

服法：分早、晚服完。

調養： • 加強情緒鍛煉，培養有益身心的愛好，適時自我犒勞。

  • 飲食方面多攝入富含維他命 B 的食物，例如紅米、小米等。

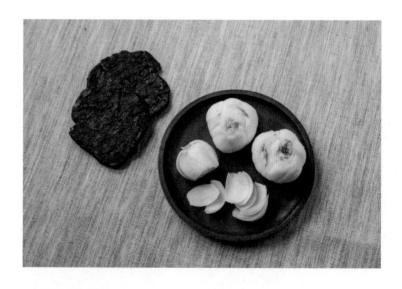

知識儲備

方劑名稱：柴胡桂枝乾薑湯
藥物組成：柴胡、桂枝、乾薑、瓜蔞根、黃芩、牡蠣、甘草
功用：和解表裏，溫化水飲

焦慮症

每個人都可能經歷過因某種原因，在某個時間段感到緊張、擔心；隨着事情得到解決，這種情緒就會消失，這是正常現象。焦慮症患者則可能糾結於原因不明的擔心和緊張，擔心的事情與現實中的具體事情明顯不符合，而且歷時長久，持續數個月，身體緊張伴以失眠，神經反應過敏，明知不存在真實的危險，卻控制不住自己的不安，説不出理由，可偏偏就是擔心。

口乾、煩躁、突然呼吸困難、心跳過快、尿頻尿急、腹瀉等、頭頸部、腰背部肌肉痛、坐立不安，甚至顫抖。

焦慮也不總是壞事，在緊張關頭，人焦慮時身體會釋放一種叫「皮質醇」的激素，激發人的能力，臨時發揮得更好，助我們度過關鍵時刻；但是如果長時間焦慮，健康就會出問題。

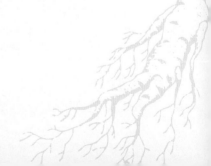

女性，年約 28 歲，從事互聯網設計工作。自訴最近經常出現陣發性呼吸困難，有股氣從腹部向胸口上沖，一陣寒一陣熱，焦慮驚恐，不能自控。觀其人，身型消瘦，膽小易慮，問知胃口睡眠都欠佳，咽乾煩躁。取脈，脈弦細，舌淡紅、苔白，二便尚可。中醫有一個病名叫奔豚症，屬少陽經病的半表半裏陽證，血虛熱盛。

對症療法

選用「奔豚湯」和陽降逆，服藥後症狀逐漸消失。這宗病例是屬於早期發病，症狀群集中對應了中醫的「奔豚症」。以方類症，故收良效。

醫案舉例

男性，約 50 歲，大學教員。五年來不斷四處求醫，因為他常常為一點小事而焦慮不安，被突如其來的呼吸困難、心悸、驚恐所困擾，身體日漸消瘦。西醫診斷他患有焦慮症。到診那刻，自述睡眠差，咽乾，心煩，坐立不安。脈細緊，舌淡紅，苔白，胃口欠佳，二便尚可。辨證屬少陽經、太陰經合病，氣滯肝鬱，虛陽浮越，以致驚悸不安。

對症療法

治以宣通氣血，疏解氣機，壯魄安神。方選「四逆散」合「甘麥大棗湯」，加龍骨、牡蠣、洋琥珀、夜交藤，結合針灸治療。經治療後病情有改善，心情較前愉悅，工作可專注。囑嚴禁煙酒，作息有序，睡眠充足。

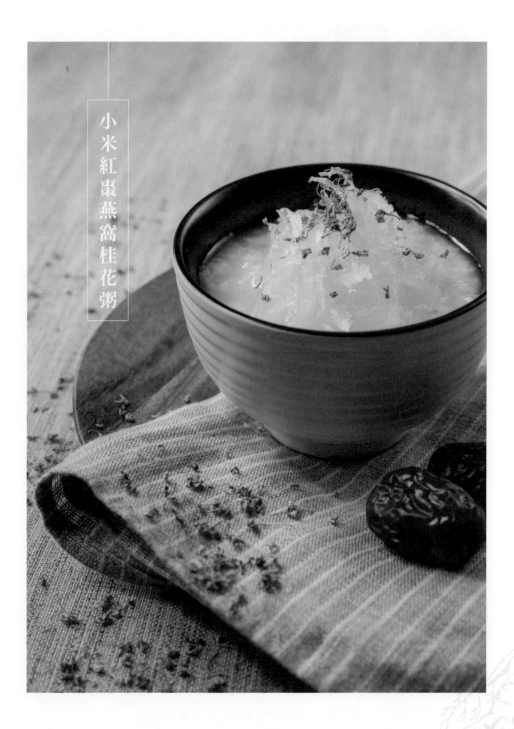

小米紅棗燕窩桂花粥

小米紅棗燕窩桂花粥

材料：

燕窩盞 1 個，紅棗 5 枚，小米 2 兩，粳米 1/2 兩，桂花糖漿 3 湯匙（或冰糖 3/4 兩），清水 5 碗

做法：

1. 燕窩稍沖洗後泡發 6 小時，再沖洗乾淨，沿紋理撕成條狀。

2. 置於小燉盅內，注入 1/2 碗水，明火燉 45 分鐘，熄火，備用。

3. 小米、粳米和紅棗洗淨，放 5 碗清水入煲內，猛火煮滾，改用文火煲 35 分鐘至粥變濃稠。

4. 慢慢調入燕窩和桂花糖漿，熄火。

服法：適溫時食用。

功效：小米、紅棗合用，養血寧神。燕窩健脾開胃，常食有益。

喜歡喝咖啡的人，改為喝茶較好。酷暑天喝龍井、綠茶，秋冬喝發酵過的茶，如普洱茶。每天可以喝4杯茶。原因在上文提及過，對比咖啡，茶葉泡的茶可以稍為緩和皮質醇的分泌。

調養：焦慮症患者最好採取藥物及心理治療雙管齊下。單純的藥物治療是不夠的，醫生和家人都要重視患者的心理調適。看看清代名醫葉天士給患者開出的醫囑，「但養育陰氣，貴乎寧靜。夫思慮嗔怒，誦讀吟詠，皆是動陽助熱。不求諸己工夫，日啖草木藥汁，生氣暗傷，豈曰善策？」《臨證指南醫案・虛勞門・吳案》葉醫師案中每見勸誡之善言，告知人們，方藥未必癒病，攝養必然受益。對焦慮症病人來說，和睦的家庭氣氛、親切的擁抱、不爭吵、少發火、多喝茶，都有助於減少皮質醇的分泌，緩和情緒。

今天這個資訊爆炸的年代，還要養成科學的作息習慣，該休息時休息，不要不停玩手機，接收太多資訊，刺激並使大腦過度疲勞。

知識儲備

方劑名稱：四逆散
藥物組成：柴胡、白芍、枳實、甘草
功用：宣通氣血，疏解氣機

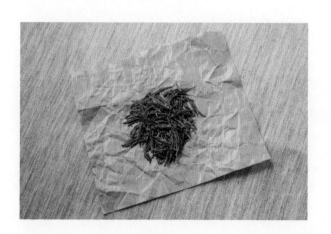

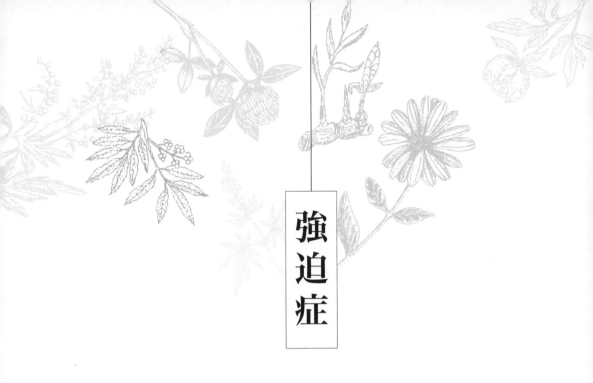

強迫症

強迫症的表現，有強迫思維和強迫行為兩方面。強迫思維的患者，其腦海中無法控制地反復出現某種思想、觀念和意象，例如反復擔心自己被病菌感染，反復擔心煤氣爐沒有關上、門窗沒有關好，或者擔心工作上出現某種錯誤，總是處於擔心當中。有些患者腦中不停地出現一些畫面，涉及恐怖的場景，使自己惶恐不安，又揮之不去，這種便是強迫意象。

還有一種是衝動意念，也是患者自己難以控制的，比如突然之間湧出一種衝動，意圖傷害周圍的人，意圖破壞，意圖傷害自己，害怕自己控制不住真的去付諸實施，這種叫做強迫性衝動。

強迫行為是怎樣產生的呢？為了緩解強迫思維給自己帶來的衝動，患者不得不採取一些行為；譬如強迫洗手，強迫檢查身體，強迫自己一再關煤氣爐，通過這些動作緩解內心的焦慮。患者明知道沒有必要，甚至很無聊，但是不能自我控制，一再重複這種強迫性的行為。

中醫一般從痰飲入手研究和治療這類病症。

醫案舉例

女性，25歲。病史：自幼學習勤奮，成績優良，直至去年考入某大學文學院不久，出現頭暈、目眩、心悸、失眠。甚至閉經，擔心自身不潔，不停地強迫自己洗手，還拔扯自己的頭髮。首診時自述閉經半年、睡眠欠佳、食慾不振、畏寒、自汗。檢查發現她的手掌和手臂均出現皮膚被腐蝕的情況，頭髮因被拔扯而嚴重疏落，需要戴帽子才敢見人。平時拒絕與外人交往，朋友也疏遠不見，不欲外出，網上購物滿足生活需求。臨床診察：舌淡紅，苔少，脈細緊，屬太陰經病，裏寒飲盛，擾動心神。

對症療法

治以溫裏袪飲，寧神定志，方藥選用「情緒病方」加珍珠母、紫石英、圓肉，結合針灸。二診時，畏寒改善，睡眠轉好，洗手次數開始減少。按效不更方的原則，繼續給予前方治療。

醫案舉例

女性，40歲，由於曾接受腦部手術，對光的反應不敏感。因此總是擔心沒有關好燈、沒有關電視，每次出門都要反復地關燈、關電視，甚至和別人爭論這些情節，為自己造成困擾。此症沒有施行藥物治療，由家人給予行為治療輔導。在家人的幫助下患者終能康復。

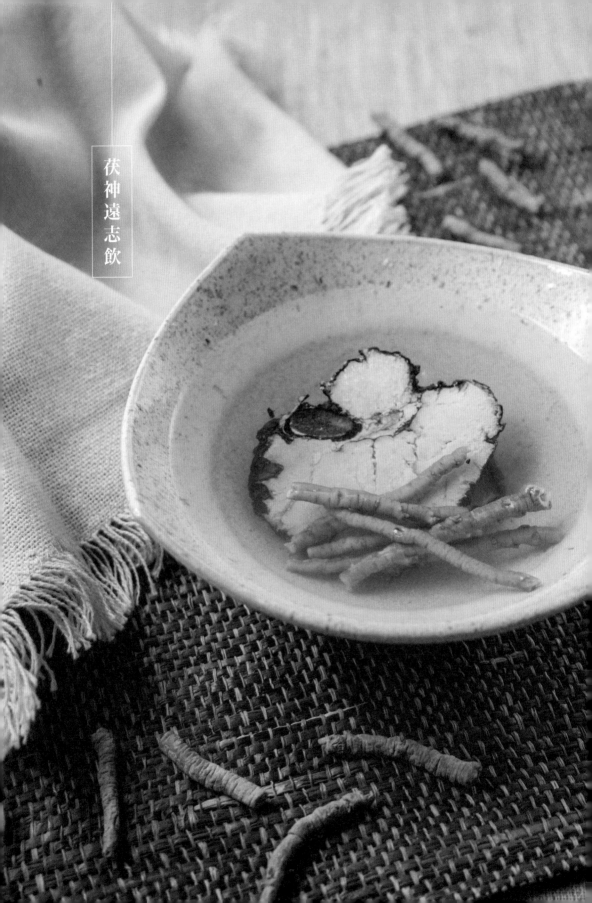

茯神遠志飲

食療

茯神遠志飲

材料：

茯神 5 錢，遠志 2 錢

做法：

藥材洗淨，用 3 碗水慢火煲成 1 碗。

服法：當茶飲。可常飲。

針灸治療：強迫症針灸治療的常用穴位：百會、四神聰、上星、印堂、迎香、地倉、頰車、聽宮、曲池、尺澤、外關、合谷、關元、氣海、上脘、血海、足三里、陰陵泉、三陰交、太沖、行間。

調養：參與體育運動，如劍擊、射擊、籃球、游泳、太極拳、太極劍，有利提升專注力，培養開朗性格。培養藝術興趣如鋼琴、繪畫、陶藝、刺繡，有助陶冶性情，遠離負面情緒。

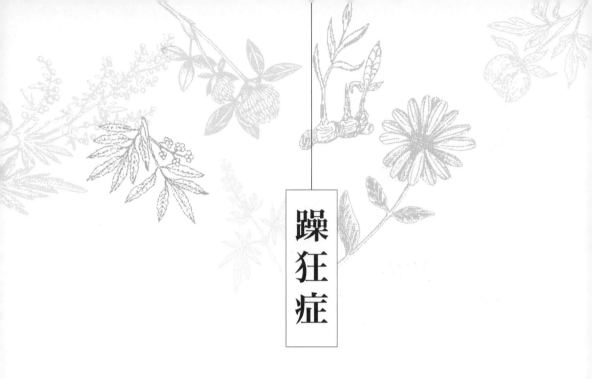

躁狂症

人的情緒按程度可以分為五種：抑鬱、低落、正常、輕躁狂、躁狂。抑鬱症和躁狂症就是情緒的兩個極端：一個絕望透頂、黯然神傷，另一個笑逐顏開、自我感覺良好。一般人看似稱不上高興的事，躁狂患者也會感覺非常興奮快樂。但由於情緒不穩，突然轉喜為怒，暴躁失控，持續多日。這些情緒都是病態的，抑鬱症和躁狂症往往同時存在於同一名患者的病史中，或先後發作。

躁狂症的患者都會自我評價過高，想法奇特與現實不符，思維過快而不集中，言談滔滔不絕，從一個話題跳到另一個話題，凌亂而不切實際，並且手舞足蹈，終日忙碌，又無明確目標，自控能力差，衝動毀物，傷人，行為魯莽，無視危險。多數躁狂症患者會患上抑鬱症。

此症屬中醫學的「鬱證」「癲狂」範圍。寒飲鬱久上犯，因見躁狂。濕熱上結，胃不和，邪熱擾神明，都可能是病機。

醫案舉例

男性，31歲，酒店業務經理。經2年戀愛後結婚，但因工作關係，沒有時間陪伴太太，亦未生兒育女，太太不滿而提出離婚。自此病人開始失眠、頭痛、噁心、煩躁、口腔潰爛、牙痛、自痢不渴、四肢冰冷、易怒，常與人吵鬧，影響工作，身體消瘦。

來診時自述經西醫診斷為躁狂症，治療經年，未見療效。臨床見舌淡紅，苔白帶黃，脈沉緊。屬陽明經上熱下寒。

對症療法

治以清上溫裏，調平寒熱，方選「附子瀉心湯」合「甘麥大棗湯」加石決明，生牡蠣，結合針灸。治療30天後症狀明顯改善，神清氣爽。囑戒煙酒，按時覆診。

醫案舉例

女性，33歲，幼兒園教師，已婚。因婚姻問題引致失眠、頭痛、煩躁、汗出不止、易怒，經常與同事吵鬧。舌紅、苔白、脈緩，證屬太陽經、太陰經合病，寒飲內結。

對症療法

治以溫裏祛飲，方選「桂枝救逆湯」加浮小麥、生石決明，結合針灸治療。針灸採用多經絡、多穴位手法，通裏、神門、內關、風池為重點刺激穴位。治療後症狀改善，需按時覆診。

暢心飲

材料：

太子參 2 錢，合歡皮 3 錢，蜜棗 1 枚，清水 3 碗

做法：

用 3 碗水煎成 1 碗，去渣。

服法：當茶飲用，有調暢心脈，益氣和陰功效。

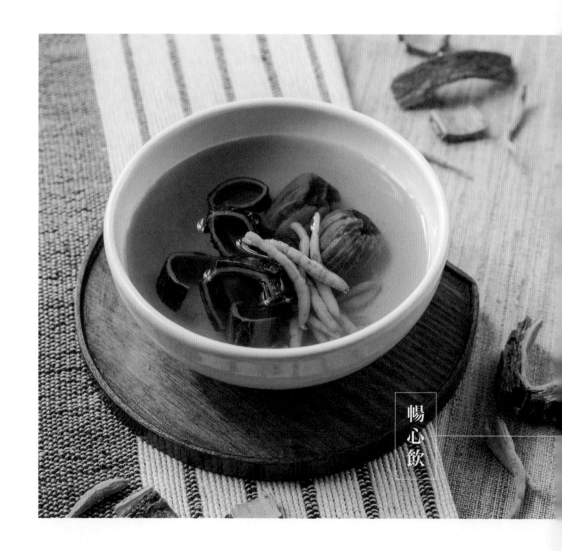

暢心飲

甘麥大棗茶

材料：

原粒小麥 1 兩，甘草 1 錢，紅棗 5 枚，清水 3 1/2 碗

做法：

材料洗淨，用 3 1/2 碗水煎至 1 碗，去渣。

服法： 睡前飲用。有安神作用。

調養： • 平時多喝牛奶、杏仁茶，燥熱時用花旗參雞
骨草配合喜歡的材料煲湯水。

• 注意休息。練習瑜伽或會有幫助。

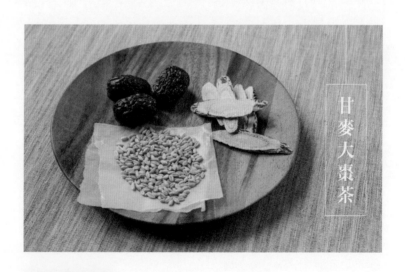

甘麥大棗茶

知識儲備

方劑名稱： 桂枝救逆湯
藥物組成： 桂枝、甘草、生薑、大棗、牡蠣、蜀漆、龍骨
功用： 溫化降逆，祛痰鎮驚

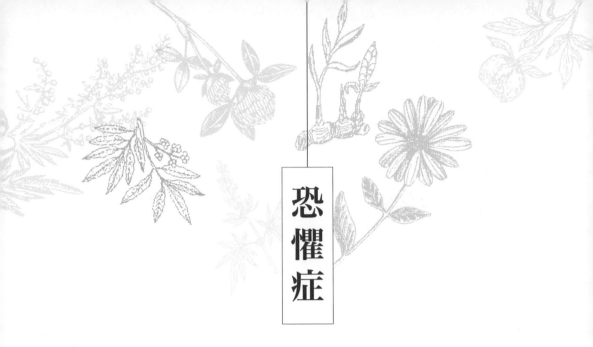

恐懼症

當一個人對特定的場景或客體對象產生強烈而不必要的恐懼，伴有明顯的自主神經紊亂症，並採取迴避態度來消除不安，可能患上了恐懼症。以下這些恐懼症你有沒有聽說過？

場所恐懼症	面臨某些場景，例如空曠的廣場、擁擠的場所、高空，電梯、貨倉裏，不由自主產生恐懼感。
社交恐懼症	在社交場合感到害怕，侷促不安，往往在當眾講話、和別人一起進食、與人接觸時，緊張到心慌、汗出、胸悶。
特定恐懼症	對特定的物品或事物感到害怕，例如對蜘蛛、蛇、老鼠感到恐懼，或者害怕雷電、打針、血液等。

害怕的時候他會感到心慌、胸悶、臉紅、全身僵硬，甚至小便失禁，影響工作、學習、人際交往。恐懼症的特徵是患者認為自己的恐懼是真實的，其實他們的恐懼與所處的環境、真正的危險是不符合的。

中醫認為天生秉賦不足，又或飲鬱上犯可能是致病原因。對每位患者採用獨立的辨證施治。一般先用藥物控制驚恐發作，再用行為療法消除對恐懼對象的迴避。

醫案舉例

男性，36歲。自從三年前居所起火受到驚嚇。之後經常臉紅赤、氣促、
心慌、失眠多夢，聽到電話鈴聲便驚恐不安，顫慄汗出，眩暈，肢體
僵硬。經中醫西醫治療，困擾不除。自述食慾欠佳，便溏，日行 2-3
次，小便頻數。舌淡紅，苔白膩，脈細緩，六經辨證屬太陽經與太陰
經合病，受驚後肝氣不疏，營衛失調，心失所養。

對症療法

治以調和營衛、寧神定志，方選「桂枝甘草龍骨牡蠣湯」合「甘麥
大棗湯」加遠志，結合針灸治療。一個月後諸症減輕，囑繼續治療，
以收全效。

醫案舉例

女性，35歲，患病前是市場經理。一年前乘的士回家途中遭遇車禍，
受到嚴重驚嚇。以後每日出現 2 至 3 次情緒失控，驚悸惶恐。服西
藥治療不效。經親友介紹前來求診。患者症狀為失眠，頭痛，噁心，
喉中痰鳴，每聽車聲、鳴笛聲、物件碰撞聲更覺心慌，躁煩而罵人
不能自控，身體日漸消瘦，不敢乘車，影響工作。刻下見舌淡紅，
苔白，脈弦滑、關脈浮。辨證施治，屬太陽經病，飲鬱上犯。

對症療法

治以溫陽降逆，祛飲定驚。方藥選用「桂枝救逆湯」加浮小麥，結
合針灸，症狀明顯減輕。此例患者經多次覆診，主方不改，略作加
減，最終情緒得以穩定，恢復工作。

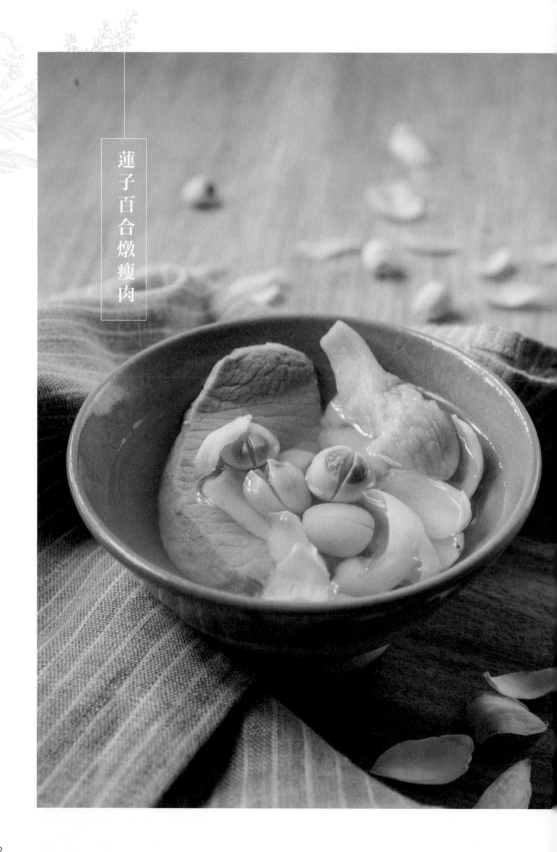

蓮子百合燉瘦肉

食療

蓮子百合燉瘦肉

材料：

蓮子 20 顆，百合（乾）1/2 兩，無花果 2 個，瘦豬肉 6 兩，滾水適量

調味料：

食鹽適量

做法：

1. 蓮子、百合浸泡 3 小時，洗淨。無花果洗淨，切開兩瓣。

2. 瘦豬肉切塊，汆水。

3. 將全部材料放入燉盅內，加入適量滾水，隔水燉 1 1/2 小時，下食鹽少許調味。

服法：飲湯。（2 人份量）

茯苓陳皮燉鴨

材料：

茯苓 1 兩，陳皮 1 錢，蓮子 10 顆，生薑 4 片，鴨 1 隻，清水 5 碗

調味料：

食鹽少許，花雕酒 2 湯匙

做法：

鴨洗淨，放入煲內，注入冷水，蓋過鴨子，慢火煲至水滾，再煮 5 分鐘，熄火，靜置 10 分鐘，取出鴨子用凍水沖洗片刻。

1. 陳皮浸泡 30 分鐘，蓮子浸泡 3 小時，茯苓洗淨。

2. 將全部材料放入燉盅內，加入花雕酒和清水 5 碗，隔水燉 2 小時。下食鹽少許調味。

服法：飲湯。（3 至 4 人份量）

自我調節：

1. 兒童期動物恐懼症可以不經治療而緩解。特定的、單一的恐懼症，對生活質量影響較少者未必需要治療。

2. 可以尋求心理治療，例如認識療法、放鬆訓練等。

3. 系統、漸進式的訓練可克服恐懼。先設立一系列的行為目標，例如嘗試接觸 10 個自己以前感到緊張的交際場景，然後根據自己的情況由易到難地順序排列，一項一項地社交訓練，當一項練到輕鬆自如再進入下一項，就可以了。

知識儲備

方劑名稱：桂枝甘草龍骨牡蠣湯
藥物組成：桂枝、甘草、龍骨、牡蠣
功用：解表祛飲，定驚除煩

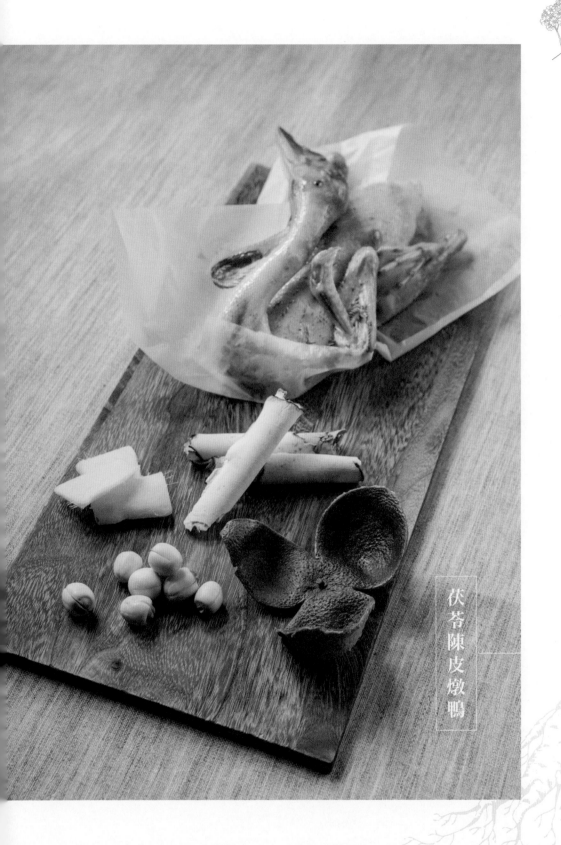

茯苓陳皮燉鴨

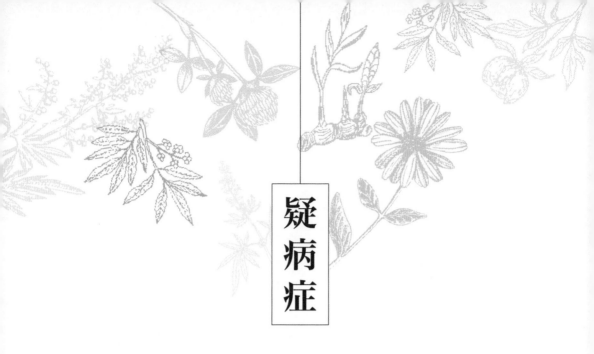

疑病症

這個病症的特徵是過分擔心健康問題，懷疑自己患了某種病，醫生檢查結果沒有問題，但仍然堅持認為自己有病，四處尋醫。

一般人都會有情緒的變化，但是如果精神刺激太過，受到打擊太大，例如暴怒、驟驚、狂喜，會影響到氣機不暢，繼而生病。對於某些情緒病患者，自古以來中醫就有一套疏導情緒的方法叫「以情勝情」。例如患者因至親患癌去世，在失去親人的打擊下，情緒失常，終日提心吊膽，懷疑自己有病。中醫的疏導方法用「以思勝恐」，引導病人正面「思考」，解脫「恐懼」心理。通過耐心溝通，使病人扭曲的認知重新扭轉過來，產生理智的自控。這是類似西醫的認知療法，通過幫助患者建立正確的認知來治療心理疾病。

醫案舉例

男性，39歲，曾經是廣告界翹楚。因事業發展受挫，情緒受打擊，終日懷疑自己生腫瘤、受感染等等，四處求醫，精神散渙。按照中醫「以情勝情」的疏導方法，「思勝恐」，我引導患者正面思考，找出認知事物的客觀理據，用事實來對照自己的疑慮，將不符合事實的疑慮釋除。借助客觀判斷的原則，患者逐漸理智克制，健康好轉。這是一例沒有用藥治癒的病。

中醫看待情志問題，認為怒傷肝，喜傷心，思傷脾，憂悲傷肺，驚恐傷腎。為了幫助患者將極端的情緒及時疏泄，或者轉移開去，中醫以五行學說搭建框架，摸索出一套疏導情緒的技巧。

五行	五臟	正常情緒	過度表現	處理思路	處理方法
木	肝	怒	煩躁易怒，握持失常，高聲呼叫，亢奮。	悲勝怒，用悲哀苦楚之言行來進行感化，使氣消。	以苦楚之言誘使悲傷的情緒，當病人開始悲傷，就引導他痛哭一場，以發泄鬱怒之氣，抑制過怒的情緒。
火	心	喜	喜笑不止，瘋癲。	恐勝喜，以驚恐的手段使之產生恐懼，以制約亢奮、哭笑無常。	用患者懼怕的事物嚇之，以制約或減低過度興奮。
土	脾	思	神情倦怠，鬱悶不舒，呆滯癡癲。	怒勝思，以侮辱欺罔的言行激惹其人發怒，以疏達氣機。	以污蔑、蠻橫或欺騙的語言觸怒患者，使之大動肝火，破解氣機不暢。

金	肺	憂，悲	意志消沉，無故哭泣。	喜勝悲，以喜樂的言行事物來進行開導。	用妙趣橫生的說話、滑稽可笑的表情動作，引人發笑。
水	腎	驚，恐	提心吊膽，精神散渙。	思勝恐，引導出正面思考以解脫其人恐懼心理。	通過耐心交談，啟發對問題的思考和必要的認知，而產生理智的自控和克制。或用事實，或借用事物作比喻，使疑慮得釋。這就是認知療法，通過建立正確，客觀的認知來治療心理疾患。

以上介紹的就是古代中醫的心理療法。利用「正常」情志活動來調節「不正常」情志活動，以調解疾病。

筆者有時也用到這種手法。早年，有一例病案，產婦產後七日一直不能發出聲音說話。當被請到家中為她診症時，病人只默默無聲在流淚，張口欲語，卻發不出聲音。惟能自行餵哺嬰兒，飲食亦可。當時筆者取一枚銀針，在其合谷穴上刺了進去，只聽她當場「哇」地一聲大叫，病即得癒。這也是「以情勝情」的疏導方法。

食療

百合棗仁湯

材料：

鮮百合 1 1/2 兩，酸棗仁 3 錢，冰糖少許，清水 2 1/2 碗

做法：

百合和棗仁洗淨，放入小瓦煲內，加清水 2 1/2 碗煲至 1 碗，加入冰糖即可。

服法：睡前飲用，有養心安神的作用。

調養：「心是藏神之所」。心神得養，頭腦才能清晰，與外界環境協調統一，適應大多數人的價值觀和生活方式。所以，安神必先養心，氣血要足，痰火要去，飲食要節制，鍛煉要有恆，雜念要去除。已經被情緒問題困擾的人，一定要盡量避免來自環境、社會和家庭各方面的不良刺激。

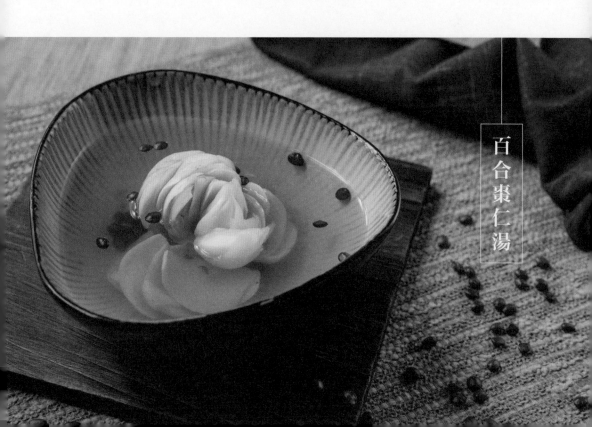

百合棗仁湯

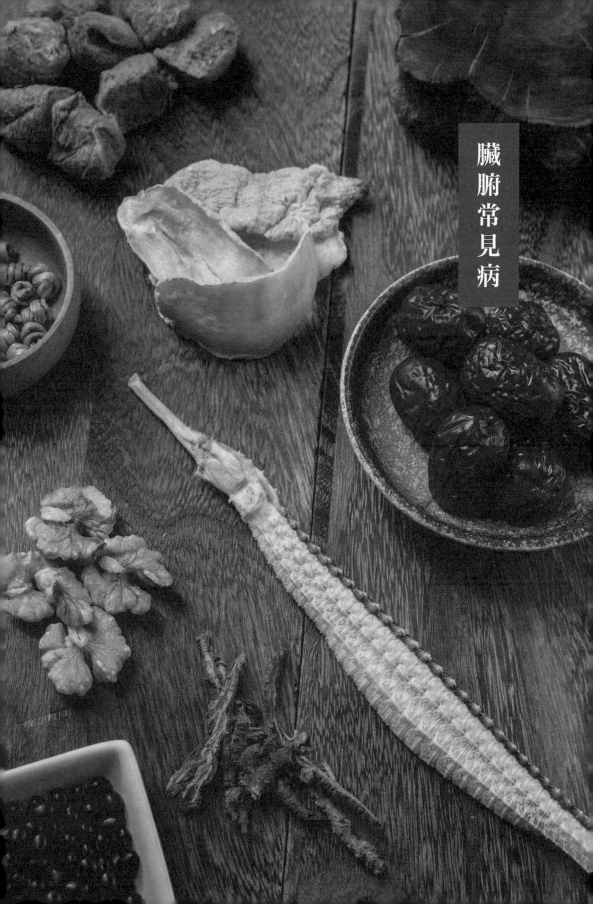

臟腑常見病

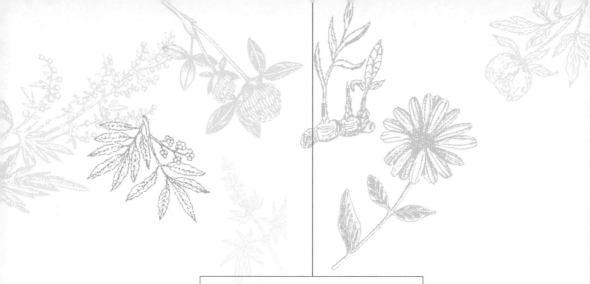

慢性腎臟病（腎衰竭）

　　以往頗為大家熟悉的病名「腎衰竭」，正逐漸由「慢性腎臟病」取代。無論叫腎衰竭或慢性腎病，它都不是獨立的疾病，而是由罹患某種或多過一種慢性腎病而出現的腎功能損害。當它發展至嚴重的階段，腎功能完全喪失，就會出現尿毒癥。

　　現代醫學所指的腎，是有形有質的，形狀有點像腰果，大小約 11 厘米 x 6 厘米 x 3 厘米（女性略小一點），位於後腰脊柱左右兩側與第十二肋骨交界的地方。腎臟的基本功能是過濾血液，以及將身體各種有害物質、過量礦物和水分，形成尿液排泄出體外；又將有用物質重新吸收，送回血液。腎臟還分泌某種激素，與紅血球的生成、與血壓的高低有關。腎還是身體某些激素的降解場所。

　　當某種原因而導致腎濾過功能下降，血液檢查肌酐水平升高，超過 3 個月不能恢復，就叫做「慢性腎臟病」。

對於這個病的治療，西醫和中醫的目標是一致，就是保護剩餘的腎功能。西醫治療方法分為血液透析、腹膜透析，以及換腎。

　　中醫所指的腎，是臟象，是無形有質的能量。中醫雖然沒有腎衰竭或尿毒癥這些病名，類似這個證型的記載，在古代中醫文獻中屢有發現。《靈樞》曰「腎氣虛則厥」。又曰「腎病，少腹腰脊痛，胻酸，三日背膂筋痛，小便閉，三日腹脹……三日不已死。」華佗《中藏經》「寒則陰中與腰脊俱痛，面黑耳乾，噦而不食……」《傷寒論》曰「若不尿，腹滿，噦者難治。」這些由腎病引起的小便不利、腰痛、暈厥、嘔吐、不食、腹脹，與尿毒癥很符合。

　　中醫認為：腎，職司開闔，腎關得陽則開，從陰則闔。因此，溫陽利水的治則，對某些患者能夠顯效。

醫案舉例

女性，48 歲，家庭主婦。患糖尿病多年，每日肌肉注射胰島素 3 次，近期出現腎臟病（腎衰竭），前來找中醫治療。刻下頭暈、眼花、貧血、浮腫，下肢水腫尤甚，出汗、胃口差、小便短赤。血色素 8g/dL，尿素 23mmol/L，肌酸酐 429umol/L。電解質混亂，鉀、鈣、氯低於正常，尿酸高，白蛋白低於正常。舌淡無澤，苔少，脈沉弱，證屬太陰經病，陽虛血少，內飲水積。

對症療法

治以溫裏祛飲，養血利水。方選「茯苓四逆湯」合「當歸芍藥散」加生薏米、防己，結合針灸治療。服藥後病況改善，繼續用上方略作加減，數十日後水腫消退，尿素降至 15mmol/L，肌酸酐降至 375umol/L，血色素回升至 9.8g/dL。尿酸、鉀、鈣、氯、白蛋白均正常。囑繼續服藥，多加休息，低鹽低糖飲食。

醫案舉例

男性，68 歲，退休人士。患腎病多年，服用西藥多時未見效，尿毒素 28mmol/L，肌酸酐 527mmol/L，刻下見頭暈，疲倦，出汗，畏寒，下肢浮腫，小便短赤。舌淡無澤，邊有齒印，苔少；脈細弱，證屬少陰經病，營衛失調，陽虛水積。

對症療法

治以溫陽利水，消腫排毒，方選「真武湯」加生薏米、菟絲子、淫羊藿。用藥一個月，肌酸酐降低至 456umol/L，尿毒素至 28mmol/L，諸症得減，繼續治療後肌酸酐再緩緩下降。

食療

粟米鬚茶

材料：

粟米鬚 5 錢，清水 3 碗

做法：

以粟米鬚加清水 3 碗煲成 1 碗即成。

服法：當茶飲用。

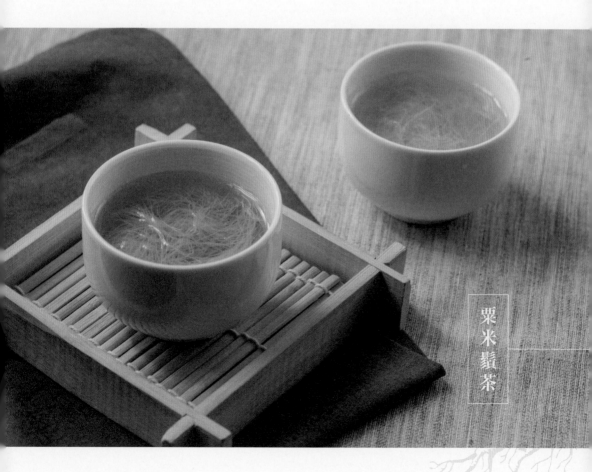

粟米鬚茶

水果蔬菜沙律

材料：

番茄、西瓜、柑桔類果實、奇異果，萵苣、西芹、菠菜各適量。

做法：

1. 洗淨材料，瀝乾水分，製作成沙律。

服法： 可以常吃。

調養：
- 慢性腎病患者，飲食要「均衡營養」嗎？不，要記住「四個低」：低蛋白、低鹽、低嘌呤、低磷。

- 低蛋白並非不吃蛋白，而是要避免攝入過多蛋白質，選擇蛋白質比值低的食物，例如雞蛋的蛋白、植物性的蛋白。

- 低鹽，飯菜裏面盡量少放鹽，戒食調味品重的食物，例如即食麵等，防止水腫。

- 低嘌呤飲食是盡量少吃海鮮，動物內臟、豆製品、菇菌類。肌酸酐會因這些食物升高。

- 低磷是提防食物添加劑中的磷元素被身體吸收而增加腎的負擔，磷酸鹽防腐劑往往被加入到加工過的肉製品裏，還有速食食物、即溶食物。

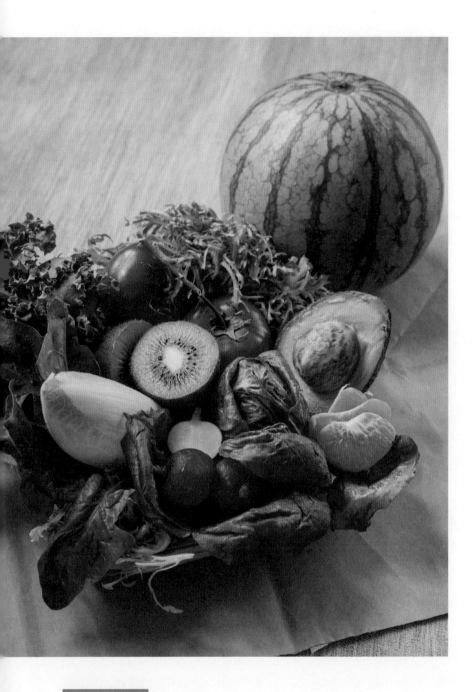

知識儲備

方劑名稱：真武湯
藥物組成：茯苓、白芍、生薑、白朮、附子
功用：溫陽利水

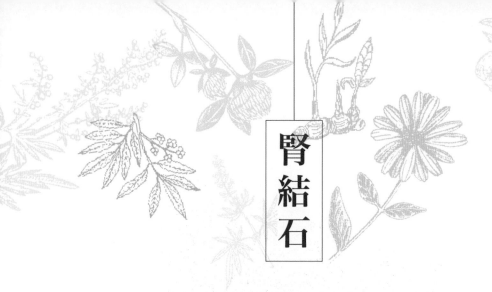

腎結石

　　腎結石，顧名思義，由人體尿液中的某些成分在腎裏面形成堅硬的顆粒，大小不一；大顆的甚至超過珍珠的大小，表面是粗糙的。如果結石隨着尿液移至輸尿管裏，使排尿受阻，會引起劇烈的疼痛，甚至出血；腎結石的主要成因是人體內的鈣鹽、草酸鹽、磷酸鹽等含量偏高。當尿液中的這些成分濃度越來越高，發生濃縮聚集，腎結石就開始形成。高尿酸症的人群患腎石的機會亦相對較高。腎結石出現症狀前很多人都不自知，發作時會排尿疼痛，尿中帶血，排出細小的結石，有時發燒，後背和下腹部一陣陣劇烈的被絞扭痛楚，伴有噁心嘔吐。

　　中醫學說所指的腎，是臟象，是從生理活動中歸納出來的，不同於西醫解剖上的臟器。中醫認為，腎和膀胱（就是裝著尿液的小包包）互為表裏，二者是專職處理「水」的臟腑，如果它們運輸「水」的功能不足，使用「水」又不給力，就叫做積濕蓄水了，又遇到火毒蒸騰，或濕熱交逼，則煎熬成石。

　　另一種情況是，蓄水因體寒凝滯，與腎停留的雜質相合，導致結石。所謂「石淋」，一般多由下焦蘊有濕熱，熬練成石，《醫宗必讀》曰「如湯瓶久在火中，底結白鹼也」。明白一大半了吧？《金匱要略》指出：「淋之為病，小便如粟狀，小腹弦急，痛引臍中。」這是腎結石的病狀。

　　治療方面，中醫劃分為濕熱型、虛型、實型、氣滯血瘀型，再進行分型論治。筆者按六經辨證，辨虛實，察寒熱，審血瘀，以方類症。

醫案舉例

男性，34歲，建築工人。患腎結石多年，曾經多次接受碎石治療，數度復發，因此前來找中醫治療。刻下大便溏瀉，每天 2 至 3 次，小便量少，鼻塞流涕，痰多咳嗽，惡風，自汗，舌淡紅，苔白，脈細緩。證屬太陽經病，外寒內飲，濕熱阻滯。

對症療法

治以辛溫化飲，通淋利水，鬆解結石，導其排出。方選「半夏散」合「五苓散」加粟米芯、滑石、車前草。囑飲大量清水。上方服用 4 周，小便量變為正常，經檢查腎臟結石消失。原方再服 7 劑鞏固療效。預約 1 年覆診，如約而來，告知無再發作。

醫案舉例

男性，56歲，專業人士。醫學超音波檢查診斷，患者兩側腎臟都有結石，過往三次腹部手術取出結石，經化驗成分為草酸石，發作時腹部劇痛難忍，不希望再次被腎絞痛折磨，前來就診。患者有 20 年吸煙及飲酒習慣，目前胃口正常，大便溏瀉，每日 2 至 3次，小便頻數，舌淡紅，苔白，脈細弦，證屬太陰經病，寒瘀內結，蓄積腎臟，治以溫裏消積，散結排石。方選「八正散」加乳香、藏紅花、路路通。囑日常多飲清水，以助排石。經一個多月治療後，超音波檢查，腎石清除。

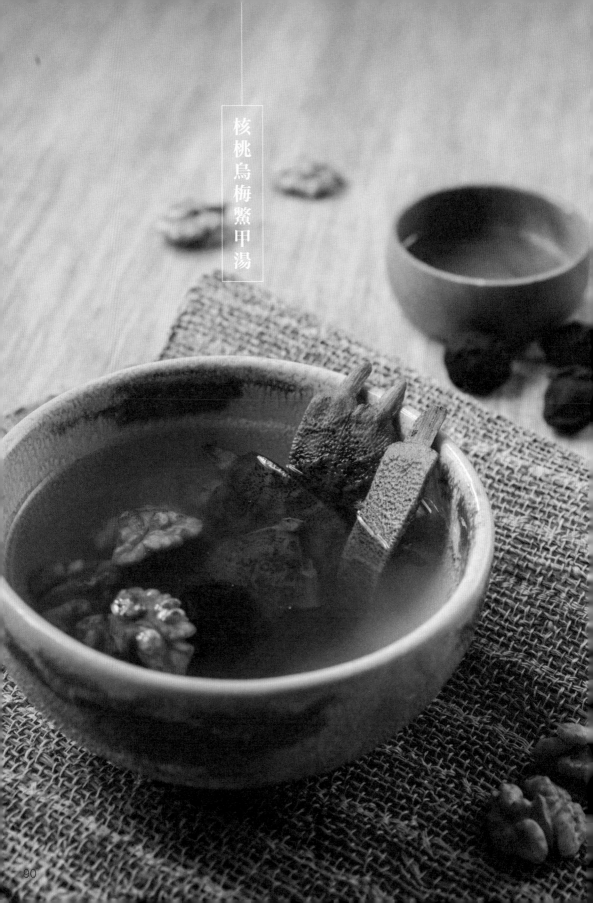

核桃烏梅鱉甲湯

食療

核桃烏梅鱉甲湯

材料：

鱉甲 5 錢，烏梅 30 克，核桃肉 20 顆，蜂蜜少量，清水 5 碗

做法：

鱉甲打碎，核桃肉搗碎；將全部材料用 5 碗水煲成 1 碗，按口味放入少量蜂蜜。

服法： 分早晚服完。
功效： 這款食療對磷酸石溶解有幫助。

陳皮青皮飲

材料：

陳皮 3 錢，青皮 3 錢，清水 3 碗

做法：

陳皮和青皮以 3 碗水煎剩 1 碗。

服法：飯後飲服。

功效：對草酸石排除有幫助。

調養：預防腎結石復發，可以用大麥稈 1 兩和粟米鬚
5 錢，加清水 3 碗煎成 8 分碗，當茶飲。

知識儲備

方劑名稱：八正散
藥物組成：滑石、瞿麥、車前子、木通、萹蓄、梔子、大黃、
甘草梢
功用：清熱瀉火，利水通淋

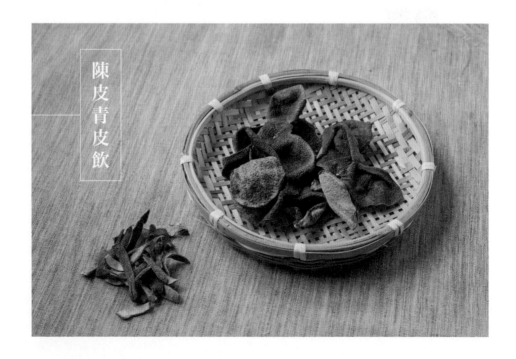

陳皮青皮飲

肝硬化

肝硬化是由病毒性肝炎、慢性酒精中毒、長期膽汁淤積，甚至寄生蟲長期損害肝臟而引起的慢性肝病。主要表現為肝功能減退和門靜脈內血壓異常增高。臨床患者多為病毒性肝炎及長期煙酒史。症狀表現：面色黝黑、乏力、腹水；食慾不振、嘔吐、腹瀉；牙齦、鼻、皮膚黏膜出血。另半數以上患者有輕度黃疸。肝硬化為嚴重的肝病，應該引起重視。肝硬化的初期為肝纖維化，肝纖維化是指肝臟纖維性結締組織的異常增生，通過治療，部分尚可好轉。晚期出現消化道出血（表現為嘔血、黑便），肝性腦病，特別注意的是此期危險，需要及時就醫。

肝硬化屬中醫學「鼓脹」「癥積」病範疇，多由肝、脾、腎三臟功能失調，氣血水相搏結而成本虛標實，錯綜複雜之證。雖為重症，但及早治療，辯證用藥，效果尚好。尤其是肝纖維化時期，保肝類中藥如茵陳、連翹、牡丹皮等能減少肝細胞損傷及變性，延緩阻止肝纖維化的進展，減慢對肝臟結構不可逆的改變，延長患者的生存時間。肝硬化分三期，早中期為肝、脾、腎俱損，血瘀積聚，濕熱內蘊，特徵多為消化道症狀，肝區脹悶不適。晚期肝硬化患者在肝、脾、腎三臟損傷的基礎上，同時夾有氣滯、痰濁，血瘀病理產物，患者出現腹水、黃疸，出血及低蛋白血症。

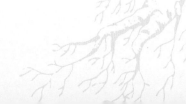

醫案舉例

男性，55歲。乙型肝炎帶菌多年，專科醫生診斷為肝硬化，肝脾腫大。經親人介紹就診，患者消瘦，面色黃，疲倦，兩脇苦悶，心煩作嘔，食慾欠佳，便溏，睡眠差。舌淡紅，苔白膩，脈細緩。六經辨證屬少陽經病，表虛濕盛，肝鬱瘀結。

對症療法

選用「小柴胡湯」加生鱉甲、綿茵陳、丹參和解少陽，疏肝解鬱。結合針灸治療。每天服1劑，連服30天。

醫案舉例

男性，60歲。司機，有煙酒史，肝硬化多年，精神狀態不濟，由親友陪同就醫。患者出現左脇刺痛、黃汗、畏寒、惡風、便溏、尿黃、舌淡紅、苔白膩、脈細緩。六經辨證屬太陽經陽明經合病，表虛濕盛，氣滯血瘀。

對症療法

選用「桂枝加黃芪湯」加生鱉甲、丹參、茵陳、白朮益氣固表，祛濕退黃。患者患病多年，出現低蛋白血症，以扶正為主。結合針灸治療，囑託患者戒煙酒，調整飲食結構，勞逸結合。

食療

菠菜粥

材料：

菠菜 2 兩，粳米 2 兩，清水適量，食鹽適量

做法：

1. 菠菜洗淨，在沸水中焯一會，切段。
2. 粳米淘淨，放置鍋內，加水適量，煮至粳米熟時，將菠菜放入粥中，繼續熬製成粥即成。

服法：每次 1 碗，每周 2 次。

調養：肝硬化患者應戒煙戒酒，日常生活飲食則以低鹽、植物性蛋白、柔軟、不粗糙的食物為主。多吃蔬果，減少便秘。因暴怒傷肝，應控制情緒，少發脾氣。適度運動，充足休息。防止癌變。

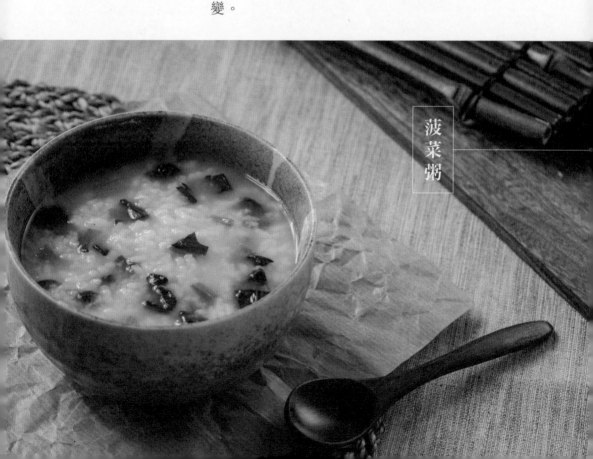

菠菜粥

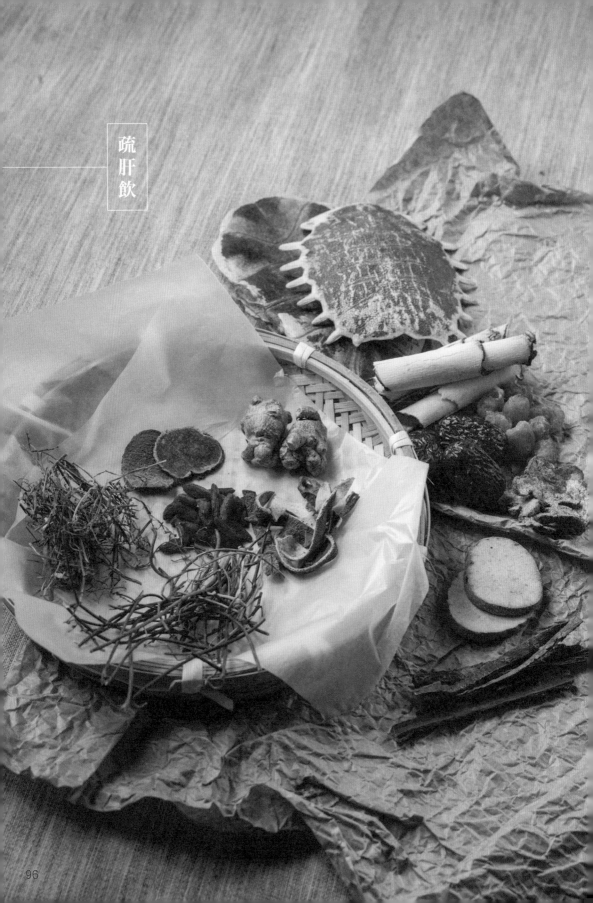

疏肝飲

疏肝飲

材料：

生鱉甲 1 兩，生龜板 1 兩，珍珠草 5 錢，雞骨草 5 錢，茯苓 5 錢，枸杞子 5 錢，龍眼肉 5 錢，蒼朮 4 錢，澤瀉 4 錢，三棱 3 錢，青皮 3 錢，厚樸 2 錢，田七片 1 1/2 錢，紅棗 4 枚，清水 6 碗

做法：

材料洗淨，放入瓦煲，以清水 6 碗慢火煲至 1 碗。

服法： 飯後飲服。每周 2 次，10 次一個療程。以上份量可供一位成年肝硬化患者飲服，孕婦不宜飲用。

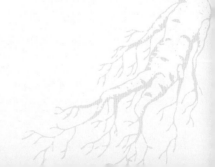

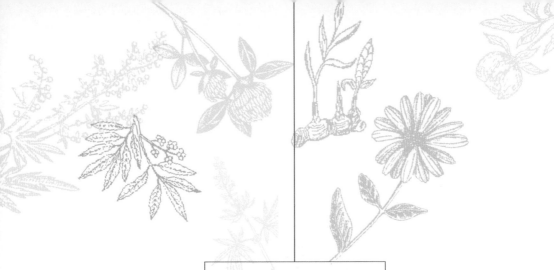

幽門螺旋桿菌感染

　　常識告訴我們，胃液具有很強的酸性，不大相信細菌能夠在胃裏生存。1875 年，德國一位解剖學家 Marshall 發現了胃黏膜有螺旋菌存在，但是人們卻不相信他。Marshall 急得沒辦法，親自喝下了一杯含有大量幽門螺旋桿菌的培養液。過了幾天，他腹痛並且嘔吐了。十天之後，以胃鏡檢查，證實他的胃裏有大量幽門螺旋桿菌存在，因而得了胃炎。

　　這個討厭的病竟然還有傳染性，你反覆殺菌，它又反覆發作。它是何方聖神呢？它是一種能夠定居在胃黏膜表面上的細菌，還能穿透胃黏膜，埋藏在裏面，躲過胃酸的殺傷力，在胃部生存。通過口與口的傳播，以及糞便的傳播，成年人的感染率是很高的。（統計數據顯示，中國成年人口有過半數。）世界衛生組織報告顯示：幽門螺旋桿菌感染者患胃癌的危險性會增加 2-3 倍。得了這個病怎麼辦？直觀上，就做殺菌治療，病人忙着服用這類加那類的抗生素。可是，未必達到根治的效果，你反覆殺菌，它又反覆發作。

　　中醫有「正氣內存，邪不可干」的觀點，改變胃的環境才是治療的根本辦法。具體來說，是把脾胃的功能調整好。

醫案舉例

男性，40 歲，廣告設計人員。從事創意工作的人難免神經高度緊張，胃痛起初也不當一回事。反復發作之下，經醫生檢查，患的是幽門螺旋桿菌病。

患者多年胃脘疼痛，飢餓時右上腹疼痛尤其明顯。胃脹噁心，消化不好，腹鳴便溏，半夜痛醒。舌淡紅，苔白，脈沉細。屬厥陰經半表半裏陰證，寒熱錯雜。

對症療法

治以辛開苦降，驅飲祛邪。方藥選用「半夏瀉心湯」加蒼朮、木香，結合針灸治療。囑戒煙戒酒，少食酸辣。病人服藥後很快見效，一周後胃痛大減，睡眠質量提高。一個月後病癒。

醫案舉例

男性，39 歲，是食無定時的計程車司機。平時小病不看醫生，胃痛買點胃藥吃，挺一挺就過去了。直到有一段時間老是便溏，查驗大便裏面有隱血；醫生檢查診斷後證實患有幽門螺旋桿菌病，胃部甚至有潰瘍。因為時常腹瀉，影響工作，決心找中醫根治一下。當時連續腹瀉 12 天，大便時腹部微痛、呃酸、咽乾卻不喜喝水，噯氣，經常腹脹腸鳴，食慾差，四肢乏力。舌淡紅，苔白膩，脈弦滑，屬厥陰經中陽不運，飲鬱化熱。

對症療法

治以溫中驅寒，化飲清熱。方選「生薑瀉心湯」加蒼朮、生麥芽。服藥數日後腹瀉得止，精神健旺，不出一月，諸症皆癒。

大棗生薑栗子飲

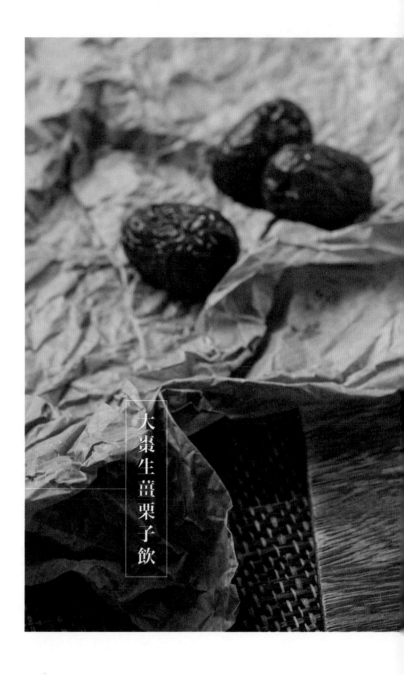

大棗生薑栗子飲

材料：

大棗 8 枚，生薑 5 錢，栗子肉 4 兩，清水適量

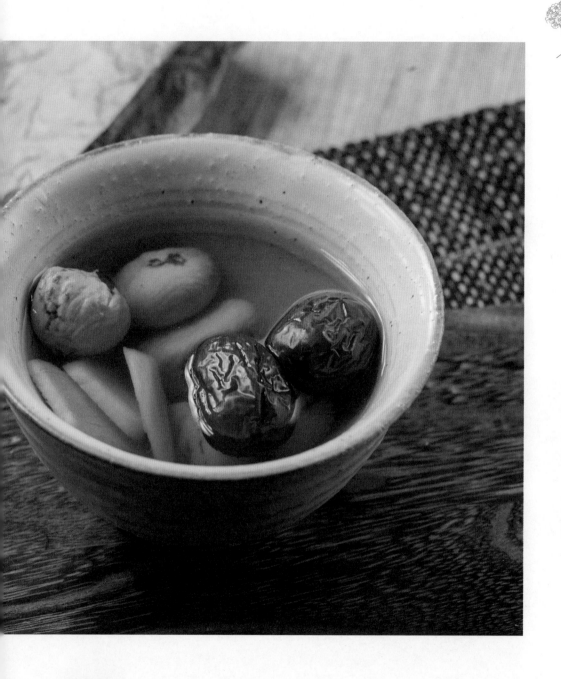

做法：

洗淨材料，加清水適量，以文火煲 45 分鐘。

服法：去渣喝湯。

功效：適宜脾胃虛寒型的胃脘隱痛、噁心易嘔、大便溏瀉人士。

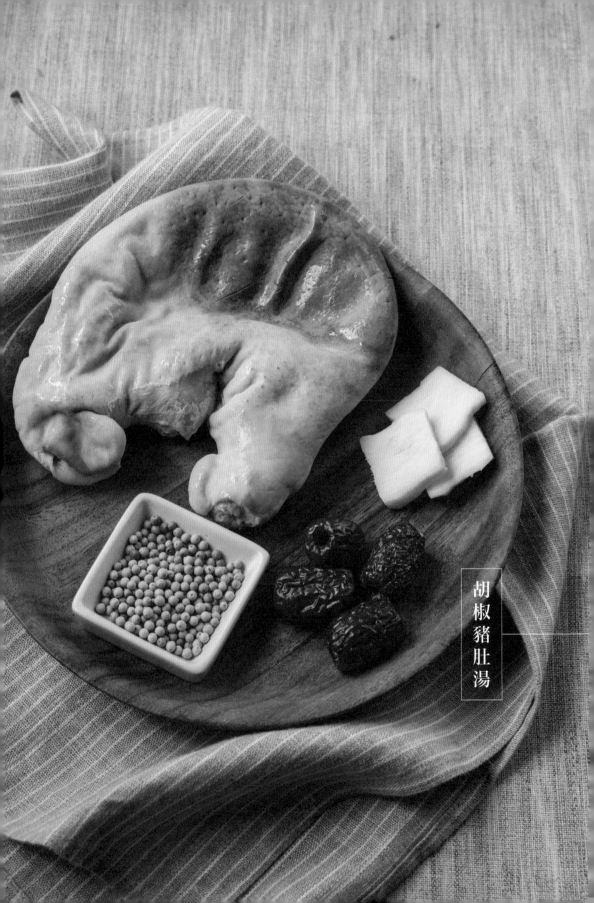

胡椒豬肚湯

食療

胡椒豬肚湯

材料：

鮮豬肚1個，白胡椒30粒，生薑3片，紅棗3枚（去核），
滾水適量

做法：

1. 洗淨豬肚，將豬肚放入鐵鍋，加入生粉，慢慢加熱，
   搓洗豬肚。
2. 將全部材料放入適量滾水中煲 1 1/2 小時，加少量
   食鹽即可。

功效：暖胃驅寒，廣受女士的喜愛。

調養： • 艾灸：在中脘穴上用艾條灸15分鐘。3日
   一次。
 • 按摩：用按摩油塗於雙手掌上，用雙手按摩
   腹部100-200下。
 • 刺激穴位：飯後拍打小腿外側5分鐘，這裏
   有人體重要的穴位「足三里」，飯後拍打可
   幫助胃消化。

知識儲備

方劑名稱：半夏瀉心湯
藥物組成：半夏、黃芩、乾薑、甘草、人參、黃連、大棗
功用：溫陽和胃，降逆消痞

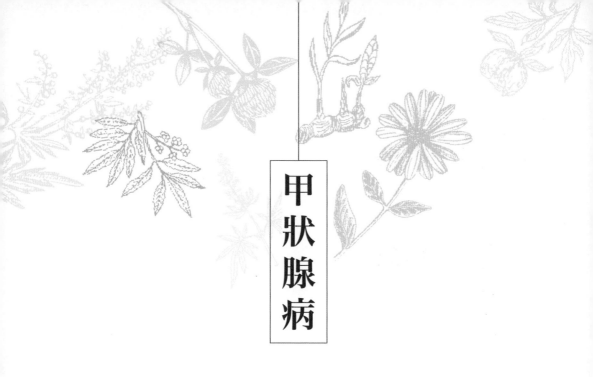

甲狀腺病

本節討論的是非毒性的甲狀腺病。單純性甲狀腺腫，不伴有甲狀腺的功能異常。甲狀腺長在頸部，好像一對蝴蝶貼在頸前的皮膚和表層肌肉之下，又軟又薄，尋常不易被觸及。當甲狀腺激素合成受到某些干擾，垂體額外分泌出更多的促甲狀腺素（TSH），多餘的部分刺激甲狀腺組織生長，導致出現增生、腫大。原因可能是身體缺乏碘，或過量的碘，又或先天性某種酶或蛋白缺失。

甲狀腺腺瘤也屬於良性腫瘤，多數有完整的包膜，單個結節，偶見多個結節。病因尚未明確。中醫對單純性甲狀腺腫和良性腫瘤，視為「癭」，多數為氣癭。是生氣那個「氣」嗎？雖不中也不遠了。

關注甲狀腺病的人士，要多注意情志健康。常見發病誘因是情緒過激、惱怒太過、憂思鬱慮等，都屬於情志內傷。症狀有頸部隆起、燥熱汗出、心悸、失眠、急躁易怒、多食善飢、消瘦、手顫抖，女子月經前錯，經量少，甚至眼睛突出。良性的腫塊，在頸部隨吞咽動作可移動，比較柔軟光滑。中醫認為此病與氣、痰、瘀、火以及久病致虛相關。肝鬱痰阻，氣血雙虧，致氣癭壅結於頸部。

醫案舉例

男性，36 歲，工程師。某日突然發現兩側甲狀腺腫大，經西醫檢查為甲狀腺良性腫大。抽血查驗甲狀腺功能在正常範圍。

來診時，雙側甲狀腺腫大，右側比左側腫脹。患者舌質紅，苔少，脈數，稍覺容易心急上火。六經辨證屬少陽經肝鬱內飲，痰濕蘊結。

對症療法

治以宣通氣血，疏解氣機，方選 「四逆散」加桔梗、夏枯草、浙貝母、生牡蠣、山慈菇、水紅花籽，結合針灸。服西藥 2 個月，期間主方不變，隨病情略作加減。甲狀腺腫到此時基本消失，不需要外科手術。

醫案舉例

女性，42 歲，醫護工作者，素來身體健康，近期發現甲狀腺腫大，頭暈，易疲倦。血清檢查結果顯示，T4（游離甲狀腺素）低至0.51ng/dL，正常值 0.7 ～ 11.48ug/dL。TSH（促甲狀腺素）高至42.99，正常值 0.35 ～ 4.94mIU/L. 心跳每分鐘 87 次，血色素低至7g/dL，正常為 11.5 ～ 16.5g/dL。刻下甲狀腺明顯腫脹，月經不規則，經量多。胃口正常，大小二便正常。舌淡紅，苔少，脈緊，證屬少陽經，太陰經合病，氣滯寒飲，痰濕蘊結。

對症療法

處方「四逆散」合「甘麥大棗湯」加仙鶴草、地榆、茜草根、生牡蠣，結合針灸。治療 2 個月後，血色素恢復正常，月經周期及經量正常，頸部腫脹大部分消失，工作精力回恢正常。囑繼續服藥一段時間。這類病的患者，初病多為實證，久病則致虛，因此要及早治療。

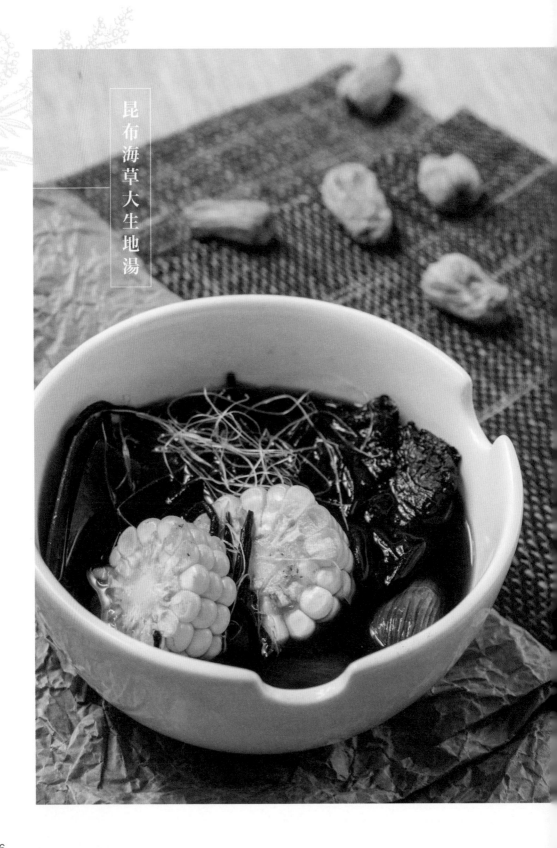

昆布海草大生地湯

食療

昆布海草大生地湯

材料：

昆布 1 兩，海藻 1 兩，生地 1 兩，新鮮粟米（連鬚）
2 條，蜜棗 2 枚，瘦豬肉 6 兩，清水適量

做法：

1. 材料洗淨，瘦豬肉切件，汆水。

2. 所有材料放入煲中，加適量清水，大火煲滾後，
   轉慢火煲 1 1/2 小時，加少許食鹽調味。

服法：作湯飲。

牡蠣竹茹淡菜湯

材料：

牡蠣 1 兩，竹茹 1/2 兩，淡菜 1/2 兩，清水 3 碗

做法：

材料洗淨，加清水 3 碗煲成 1 碗飲用。

服法： 可以常服。

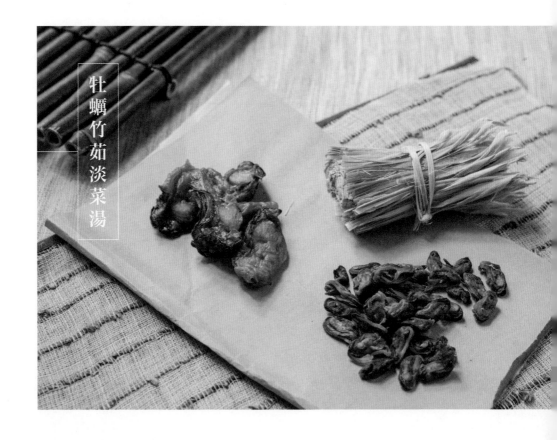

牡蠣竹茹淡菜湯

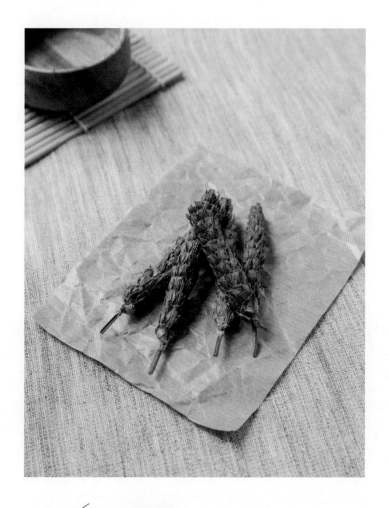

夏枯草茶

材料：

夏枯草 4 錢，黑糖少量，清水適量

做法：

夏枯草洗淨，加適量清水煲滾後，慢火煎 40 分鐘，隔渣，加入少量黑糖。

服法： 常作茶飲。

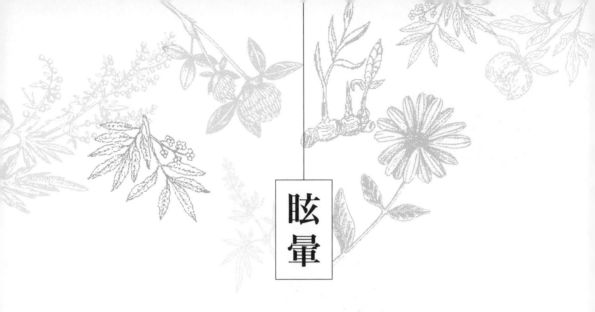

眩暈

　　黃伯剛剛退休，精神還很好，兒子訂了郵輪套票，準備下個月一家人去旅遊。困擾他的事情發生了，一天半夜醒來，正想起床上洗手間，忽然間天旋地轉，站不穩，接着劇烈嘔吐，出汗，不敢睜眼，臉色蒼白。到醫院檢查後，確診為美尼爾氏綜合症。醫生對症治療，給予止暈止嘔藥物，經治療和休息後，黃伯的病好得挺快。但是他還是感到身體有些不爽，耳內有時感到悶脹，聽力不太好。他給這次眩暈嚇到了，晚上睡覺都不敢隨意轉頭。

　　這個美尼爾氏綜合症到底是哪裏出問題了？1938年，西方有醫學報告發現，這種眩暈是耳內深處的毛病，是膜迷路積水。對這個病也不能大意，它可能會反復發作，併發症是聽力減退，甚至失聰。筆者曾經治療過不少這類病人。香港人工作量大，生活缺少規律，偏於喜好辛辣油膩、帶有食物添加劑的食物，造成內耳神經性病變，這個病易發難治，足足能把醫生也弄得「暈」了。中醫理論認為，膜腠可通不可滯，若有濕邪鬱滯於表，需除濕泄濁，化飲降逆，使表裏通暢，方能止眩。

醫案舉例

男性，32 歲，年輕有為的工程師。在春季流感高發期，患上流行性感冒，開始時以呼吸道症狀為主，發熱 38.5 ℃，咳嗽、膿痰、鼻塞、流涕、頭痛。經西醫治療，10 天後感冒症狀基本消失，只留下頭有點重墜感。本以為過兩天會自然消失，沒想到昨日早上剛從床上起來，突然感覺天旋地轉，劇烈眩暈，頻頻作嘔冒冷汗，腳軟飄空，只好召救護車送急診室，留醫觀察。西醫診察後判斷為內耳眩暈，內耳神經顱外段出現異常，有時感冒或免疫反應可以引起這種現象。出院後眩暈仍覺時緩時劇，故尋求中醫治療。

中醫診察：患者脈細緊，舌紅，苔薄白，面色蒼白，微有汗。血壓正常，心率稍快，血中含氧量正常。辨證屬太陽經病，營衛失調，表有寒邪未解，內有痰濕停滯，治以調和營衛，通陽利水，務使表裏通暢，眩暈方可得止。

對症療法

方藥選用「苓桂朮甘湯」加熟附子、天麻、薑半夏、生石決明、生牡蠣，結合針灸治療。半月後眩暈完全停止。再治療半月病癒。囑戒煙，充足睡眠，勤做運動鍛煉。之後未見發作。

醫案舉例

男性，72歲，地產商人。某日半夜醒來突然頭暈
目眩，動則天旋地轉，噁心嘔吐，冷汗涔涔，經
醫院急診室止暈治療，轉抵住院部，耳鼻喉專科
醫生檢查及儀器掃描後，診斷患內耳性（骨半規
管退化）眩暈症。留院治療二周，病情略有緩解。
仍有走路不穩，耳中蟬鳴，為求更佳療效，要求
中醫加入。獲得有關方面的同意下，我到醫院給
予診治。患者既往並無病史，此次發病也無明顯
誘因；觀其神清氣朗，雖然發病時症狀驚人，卻
無寒熱極端之象。舌質淡紅，苔薄白潤，脈浮細
而滑。證屬太陽經營衞失調，外邪內飲。

對症療法

治以調和營衞，解外利水，降逆止眩，方藥選「茯
苓澤瀉湯」加紫蘇葉、守宮，配合針灸。針藥並
施後，小便暢解，量多，患者立感神定暈止，全
身輕快。一個月療程結束後，至今未見復發。

食療

獨活煮蛋

材料：

獨活 1 兩，川芎 2 錢，雞蛋 10 隻，清水適量

做法：

1. 先將雞蛋洗淨，隔水蒸熟（約 10 分鐘），將蛋殼打裂至裂紋均勻，保留蛋殼，不要剝下。

2. 將藥材和雞蛋同放入瓦煲，加水蓋過材料 2 吋左右，大火煲滾，轉慢火煲 40 分鐘，熄火；將藥液放至微溫，倒去藥渣和藥液，剝殼吃雞蛋。

服法：每日 1 次，每次 2 隻，連續 5 日。

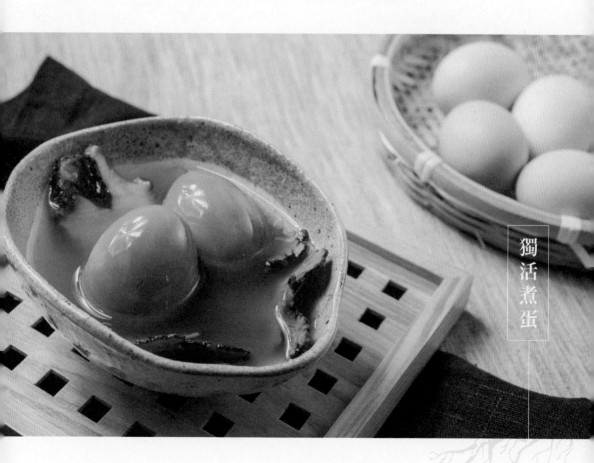

獨活煮蛋

天麻鈎藤魚頭湯

材料：

鈎藤 12 克，天麻 9 克，鮑魚殼（大）1 隻，新鮮鯇魚頭 1 個（即大魚魚頭），生薑 4 片，滾水適量

做法：

1. 材料洗淨。
2. 魚頭切開兩邊，洗淨，瀝乾水分，下鍋略煎備用。
3. 用煲魚湯袋裝好以上材料，放入滾水中煲 40 分鐘，加鹽少許，飲湯。煮這款湯不要放料酒。

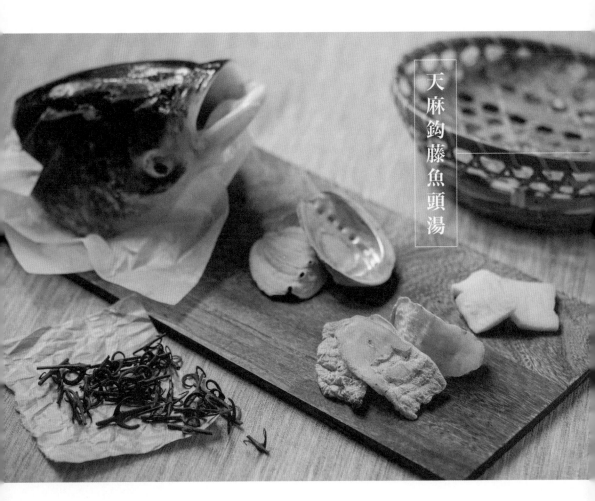

天麻鈎藤魚頭湯

元肉酸棗仁茶

材料：

圓肉 2 錢，炒酸棗仁 2 錢，芡實 2 錢，清水適量

做法：

1. 材料洗淨。
2. 材料同放入煲中，加入適量清水，煮滾後以慢火略煲，作茶飲。

調養： • 急性發作期靜臥，戒清煙、酒、茶。
• 飲食原則為低鹽低脂。
• 切忌情緒波動。

知識儲備

方劑名稱：苓桂朮甘湯
藥物組成：茯苓、桂枝、白朮、炙甘草
功用：溫陽化飲，健脾利濕

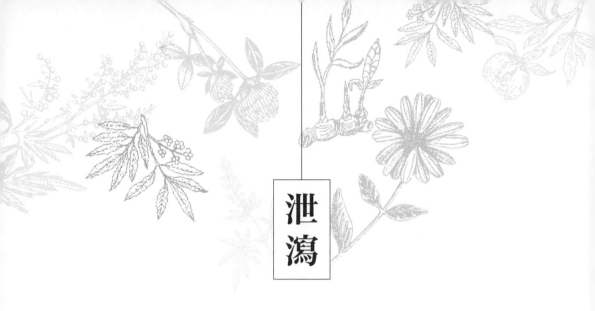

泄瀉

泄瀉，現代醫學叫慢性潰瘍性結腸炎，腸黏膜和黏膜下層發生病損，表現為腹瀉腹痛，大便帶有膿血，或伴有口腔潰瘍，貧血消瘦，由於可能涉及免疫系統，常常反復發作，遷延不癒，是難治的病。

有一位年輕男子，因患腹痛腹瀉，輾轉求醫經年，纏綿難癒。到來求治時，筆者將相關的醫理向他解釋，表明接手他這個病，對老夫來說也是一種重負。講明白之後，他突發奇想，報讀某大學中醫課程去了。因病成醫的例子，古已有之。我告訴他，學醫是一場人生的修行，是一生的奉獻。他服了我的藥之後，開始見效，泄瀉次數減少，體重回升。之前，因到處求醫不見效，有點「山窮水盡疑無路」的感覺，20 歲的大男孩瀉得剩 40 公斤重，如今怎麼又「柳暗花明又一村」了？覆診時，他帶着這個問題，求解。我回答，有經驗的中醫，他治病的過程走的彎路比較少，見效快，因為能夠抓住主症。這門功夫沒有捷徑可走，惟有勤學苦練，理法方藥要熟練，思維方法上，節點豐富，並且形成鏈條式思考。

中醫看泄瀉，暴瀉多屬實證，久瀉多屬虛證；瀉下物熱臭可能有濕熱，清稀則為寒濕，腐臭味可能是積食或飲食不潔。初時急性起病，多數因為飲食過量，吃下不潔食物，積滯於中，或穢濁，熱毒犯腸，急性期失於調治，邪未能去，正氣又虛，而致久瀉不癒。亦有肝鬱脾虛或血瘀而致病。

醫案舉例

男性，23 歲，文職人員。自述兩年半前因加班工作過勞，開始出現腹痛腹瀉，每日 5 至 6 次。到診時體弱消瘦，行立需人攙扶，說話有氣無力。兩年來不斷求醫診治，瀉終不減。現在大便稀溏，氣味腥臭，伴腹痛腸鳴，並見頭暈氣短，四肢關節冷痛，睡眠差，口苦咽乾，作悶作穢，不思飲食。經西醫腸鏡檢查，診斷患慢性潰瘍性結腸炎。近日大便增至 7 至 8 次，下腹脹痛而瀉，瀉下物清稀，帶血。脈沉細，舌淡紅，苔白厚。證屬太陰、厥陰經合病，寒熱錯雜，正虛邪伏，腸內粘膜糜爛，致便中帶血，屬半表半裏陰證。

對症療法

治以辛開散寒，澀腸止瀉，方選「赤石脂禹餘糧湯」合「烏梅丸」加木香。

治療後諸證大減，便血消失，體重增加。囑按時服藥，繼續治療。建議低渣飲食，減少纖維刺激腸膜。

醫案舉例

女性，34 歲，專業會計師。肚痛腹瀉 4 個多月，每日 3 至 4 次，腹痛即瀉，瀉後痛減，西醫西藥治療未見效。舌質紅，苔白帶黃，脈細數，每逢進食魚肉類之後大便帶血，口苦咽乾，小便短赤。

對症療法

辨證施治：證屬少陽經病，土虛木盛，肝木剋土，治以扶土平木，健脾疏肝，方選「痛瀉要方」合「桃花湯」加白頭翁，秦皮，炒三仙，鳳尾草。服藥一個月病癒。

飲食調養

患者應該選擇柔軟、清淡、少渣、富於營養，足夠熱量的食物。

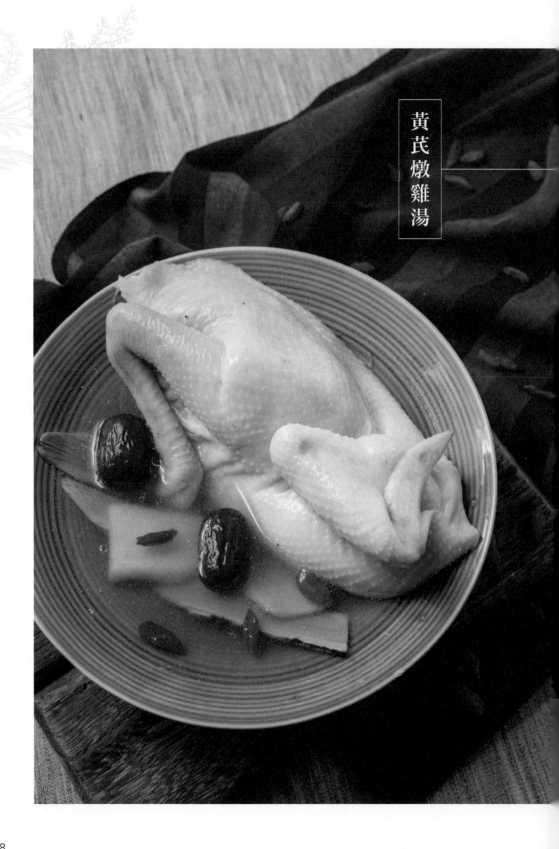

黃芪燉雞湯

食療

黃芪燉雞湯

材料：

新鮮農家雞或烏雞 1 隻，黃芪 1 兩，枸杞 2 錢，紅棗 3 枚，生薑 4 片，滾水適量

做法：

1. 雞隻洗淨、劏好，去頭去皮去內臟。

2. 黃芪，紅棗，生薑用清水洗淨後，填入雞的腹中，置入較大的燉盅內，注入滾水蓋過雞隻，加蓋後，隔水燉 2 個小時。

3. 起鍋前放入枸杞，加少量食鹽，再燉 5 分鐘，即可飲用。

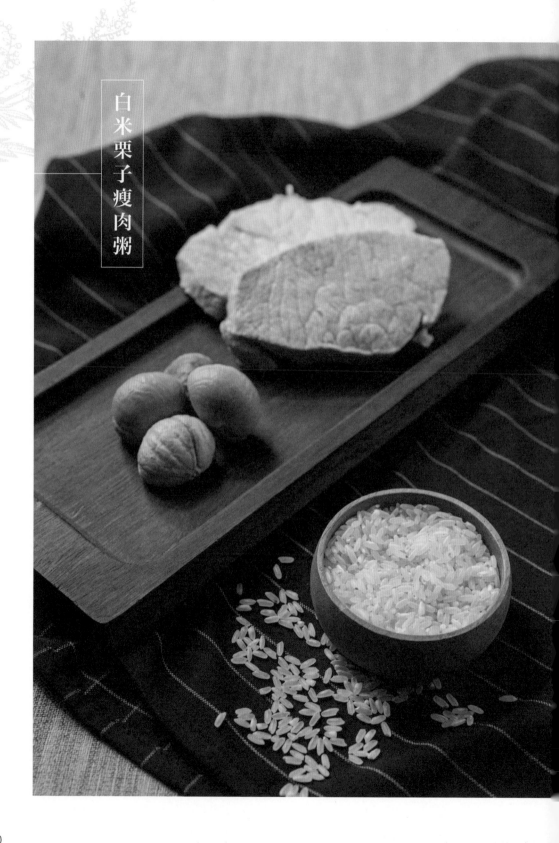

白米栗子瘦肉粥

白米栗子瘦肉粥

材料：

粳米 3 兩，鮮栗子 10 顆，瘦豬肉 4 兩，滾水適量

做法：

1. 粳米和栗子洗淨，瘦豬肉汆水。
2. 材料放入煲內，注入適量滾水（約為米的 20 倍水），明火煲至栗子綿軟，粥稠，即可食用。

調養：• 吃飯定時，細嚼慢咽，在潰瘍活動期進食流質食物。限制多渣食物，例如芹菜、韭菜，避免煎炸和醃製食物。
• 戒煙，戒濃茶和咖啡。
• 忌生冷，過酸、過辣食物。
• 蔬菜可以加工成菜泥食用。

知識儲備

方劑名稱：烏梅丸
藥物組成：烏梅、細辛、花椒、黃連、黃柏、當歸、人參、桂枝、附子、乾薑、蜂蜜
功用：溫臟安蛔

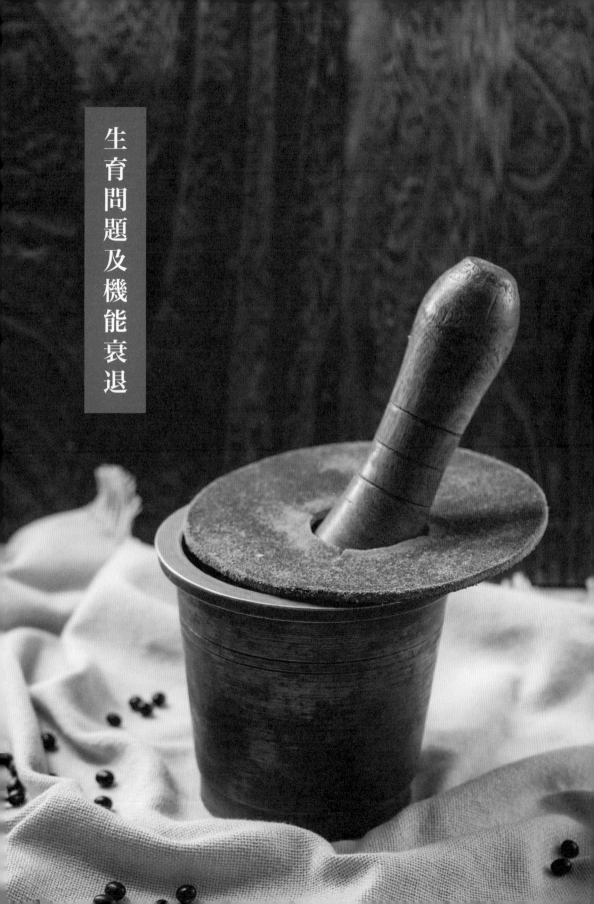

生育問題及機能衰退

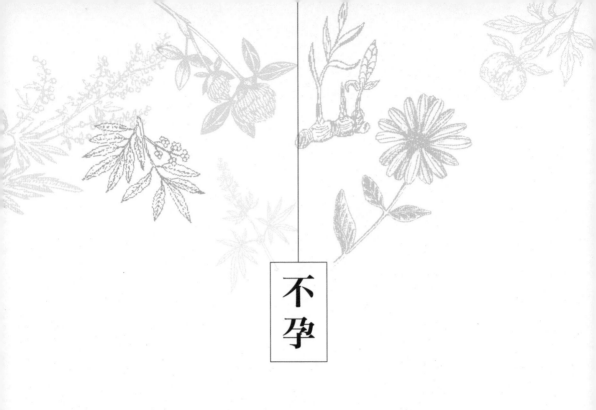

不孕

　　大約有 10% 的適齡夫妻為生兒育女這件事情傷腦筋。不孕指的是甚麼呢？它只是一個統稱，而不是具體的疾病。不孕是指由於某些原因導致女性沒有正常懷孕。在生殖醫學上，精子和卵子結合之後，移入母體子宮腔，就是受孕。受孕的最佳時機是女性的排卵期。已婚的育齡期女性，若夫妻二人沒有採取任何避孕措施，有正常性生活一年而沒有成功懷孕，就可以視為不孕。原因呢，女方因素約 40%，男方因素約 30%，夫妻雙方共同因素約 20%，還有免疫原因和不明原因 5% ～ 10%。因此遇上不孕，要夫妻雙方一起檢查身體。女性 35 歲之後生育能力下降得比較快，如果發現不孕，就要抓緊在 35 歲之前治療。

　　現代醫學認為，女性不孕的原因有：荷爾蒙失調使卵巢排卵障礙、黃體功能問題導致孕激素不足、輸卵管閉塞、子宮內膜異位症等。

中醫強調妊娠的機理在於男女腎氣的盛實，促使天癸的到來，陰陽和諧結合，便可以妊娠。「天癸」相當於垂體分泌素或性腺之內的分泌素。女性不孕，除了先天性生理缺陷之外，大致分為：

腎虛型不孕	腎虛則天癸不至，生殖功能低下，不能攝精成孕。
氣血虛弱型不孕	氣血虛導致沖任失養，月經失調。婦女的月經、懷孕、產子、哺乳都是以血為用，血虛難以成孕。
氣滯血瘀型不孕	沖任不通暢，月經失調，經血色黯帶血塊，難以受孕。
肝氣鬱結型不孕	表現為煩躁、易怒、疑慮，無故悲傷，精神因素影響生殖功能，因為情緒變異，影響人的內分泌，至使月經和排卵無定期。
痰濕內阻型不孕	形體肥胖但氣虛，運化失施，液聚成痰壅塞下焦，以致胞宮胞絡受阻，令難以受孕。

治療要依據各人的體質情況，辨證施治，只要胞脈得通，胎孕自成。

醫案舉例

女性，37歲，結婚三年。患者有痛經病史，經西醫診斷為子宮內膜異位症。結婚三年沒有避孕仍未懷孕，求子心切，前來求診。臨床診察：患者月經周期不規則，經血量多，腹痛劇烈。精神疲倦，面色無華，胃口欠佳。舌淡紅，苔薄白，脈細緊。六經辨證屬太陰經病，瘀血內阻，沖任失調。

對症療法

治以調和營衛，活血祛瘀，方選「當歸芍藥散」加薑砂、王不留行、益母草、香附、五靈脂，結合針灸。亦建議其丈夫配合治療，擇適當日子服中藥數劑（通常在女性排卵期），滋腎益精，增加成孕機會。調治5個月，有孕。經婦產科產前檢查之後欣喜相告：確診懷孕，胎兒健康。

醫案舉例

女性，34歲，精算師，平時工作很忙。某年5月結婚，同年10月有懷孕跡象，推算為懷孕10周。但婦產科醫生檢查發現子宮內只有胎盤，沒有胚胎，用手術方式將胎盤取出。事隔3年，第二次懷孕9周，經婦產科檢查又是沒有胚胎，空有胎盤，同樣以手術將胎盤取出。兩次懷孕不成功，經親人介紹而來求診。臨床診察：患者月經周期常常向後錯，一般45至50天一次，來經時腹痛，需服用止痛藥，行經日期7天以上，胃口正常，大小二便正常，睡眠差，伴見頭暈、身倦、時常作嘔，口乾不欲飲，面色蒼白，舌紅，苔少，脈細緩。證屬太陰經津血不足，瘀阻內飲，沖任失調。

對症療法

治以養血利水、生新祛瘀，方選「溫經湯」加正官莊高麗參、鹿胎素。調治兩個多月後有孕，胎兒健康。懷孕期有輕微不適，經服中藥調理後無礙，順利分娩。

食療

雪蓮雞湯

材料：

雞 1 隻，雪蓮花（乾品）5 錢，杞子 3 錢，黃芪 3 錢，當歸 2 錢，人參 1 1/2 錢，滾水適量

做法：

將以上材料洗淨，放入瓦煲中注入滾水，慢火煲 2 小時。

服法： 飲湯吃雞肉，可以分兩日吃完。約每星期煲 1 次食用。

功效： 此湯對腎陽虛不孕有幫助。

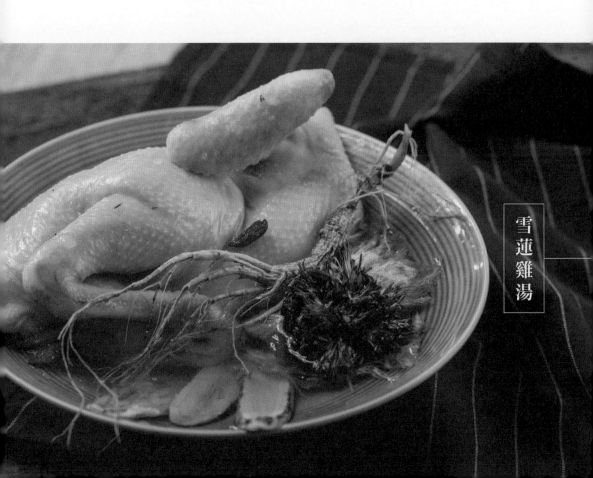

雪蓮雞湯

�鴣湯

材料：

菟絲子、沙苑子、枸杞子各 2 錢，鷓鴣 1 隻，清水 3 碗

做法：

先將三味藥材加水煎成 1 碗。濾去湯渣，取藥汁隔水
燉鷓鴣 1 1/2 小時，加少許食鹽。

服法： 飲湯食肉。

功效： 此湯對宮寒不孕者有幫助。

調養： 經常跑步，曬太陽，適當旅遊，做插花藝術，
增強體質，調暢情緒。

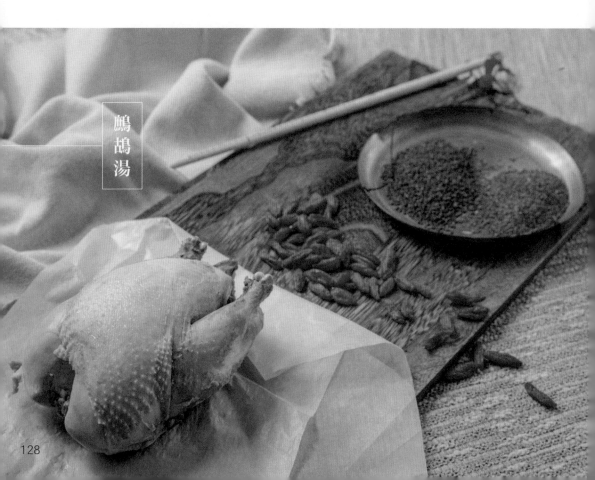

鷓鴣湯

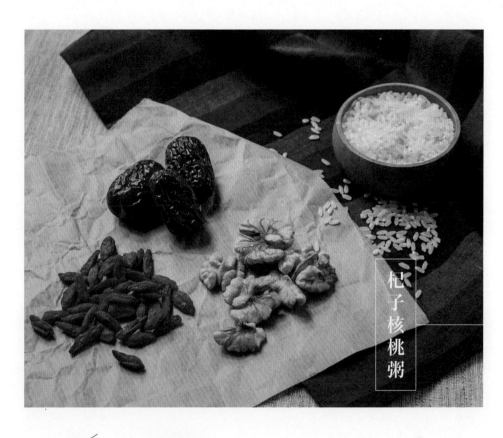

杞子核桃粥

杞子核桃粥

材料：

核桃肉 8 錢，枸杞子 4 錢，紅棗 4 枚，粳米適量，清水適量

做法：

1. 材料洗淨。核桃肉搗碎，紅棗去核。
2. 所有材料同放煲中，加適量水煲至綿爛成粥。

服法：每天 1 次，常食有益。

知識儲備

方劑名稱：當歸芍藥散
藥物組成：當歸、川芎、茯苓、白朮、澤瀉、芍藥
功用：養血利水，止痛化瘀

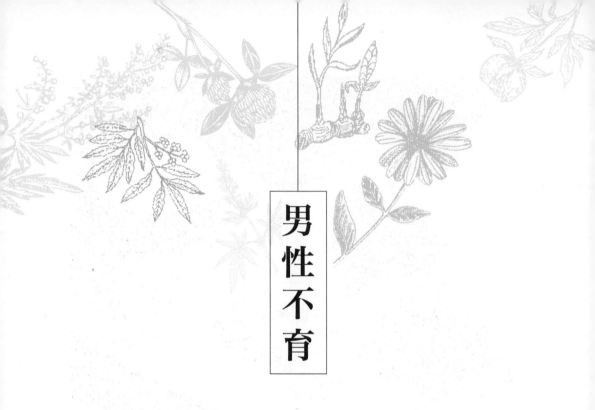

男性不育

　　生命的開始，始於精子和卵子結合的一刻。中醫形容為「種子」，在這裏，「種」字作動詞用。這就很容易明白了，男性在繁衍後代這件事情上，扮演着重要的角色。一對夫妻遇上「不孕不育」的問題，男方可能佔 30% 的原因，夫妻雙方的不明原因也有 20%。

　　女性每月會有一顆成熟的卵子從卵巢排出，停留在輸卵管靠近卵巢的地方，約一天之久。男女雙方交合時，男方會隨着精液排出數千萬以上的精子，這些精子在進入女性生殖道後，只有數百條至數千條能夠經過陰道口和宮頸口進入女性的子宮，它們好像蝌蚪一樣迅速地游動，有幾百條能到達輸卵管壺腹部，等待與卵子結合。如果在女性月經周期的適當時間行房，就會有一個卵子在那裏等着，精子成群圍繞着卵子，最終結果，只有一個精子能與卵子結合，成為受精卵。它靠輸卵管平滑肌的蠕動，被推進子宮腔內。這時子宮腔內已有充分的營養物質，小寶寶的孕育就開始啦。

　　不過，如果男性的生殖系統出現精子數量少、活力低，精子形態不正常，就會影響到他的生育能力。如果患有內分泌疾病，或接受化療，或睪丸本身有疾病，也會降低男性的生育能力。男性不育在臨床上有原發性和繼發性。中醫認為，察其病因，或因稟賦素弱，房事不節，腎不藏精以致精氣虧虛；或因婚後求子心切，思慮過度，引致腎之陰陽失調，精少不育；或因工作壓力，心火亢盛，心腎不交，精液外溢，命門火衰；或因煙酒、肉食過多、引致聚濕成痰，氣機不暢，濕熱下注；或因腎虛血瘀，阻滯精道。

　　孕育是一項複雜的生理過程，治理男性不育，筆者效法傷寒大師胡希恕的六經辨證，以證類方入手，並採用針灸和服藥同步進行，取得良效。

醫案舉例

男性，33歲，是一位會計。結婚 1 1/2 年，婚後行房時勃起不持久，早洩。因而未有生育。中醫辨證：患者精神尚可，大小二便正常，睡眠，胃口正常，心情焦躁不安，舌質淡紅，苔白，脈弦細，證屬少陽經與太陽經合病，氣滯內飲，宗筋失養。

對症療法

治以宣通氣血，疏解氣機，方選「四逆散」合「甘麥大棗湯」加石決明、生牡蠣、玫瑰花，結合針灸，治療一個月，陽痿消除，不久妻子懷孕。

醫案舉例

男性，30歲，商人。結婚 4 年，太太未有懷孕，他本人業務繁忙，經常奔波於世界各地。近期出現遺精，起初每周 1 至 2 次，近來頻頻發作，前來求診。患者感覺心煩，精神苦惱，睡眠欠佳，口苦思飲，手足心熱，易出汗，小便黃赤，舌紅，苔黃，脈弦細數，證屬陽明經病，內熱傷津，煩擾神明。

對症療法

治以清裏實熱，潛陽止遺，方藥選用「黃連阿膠湯」加生龍骨、生牡蠣治療。療效良好，遺精未作。夫妻得一子，健康活潑。

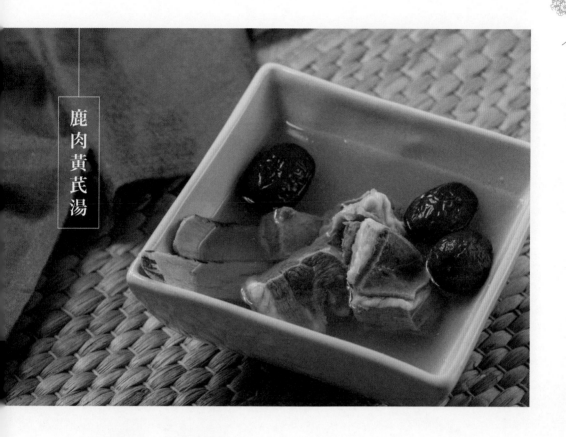

鹿肉黃芪湯

食療

材料：

鹿肉 1/2 斤，黃芪 1 兩，紅棗 4 枚，滾水 2 碗

做法：

鹿
肉
黃
芪
湯

1. 材料洗淨。
2. 鹿肉切片，同黃芪和紅棗一齊放入瓦煲內，加入滾
   水，煲成 1 碗，加少許食鹽調味。

服法：飲湯食肉。

功效：配合中醫治療過程，飲用此湯，每周一次，有
扶陽育精之效。

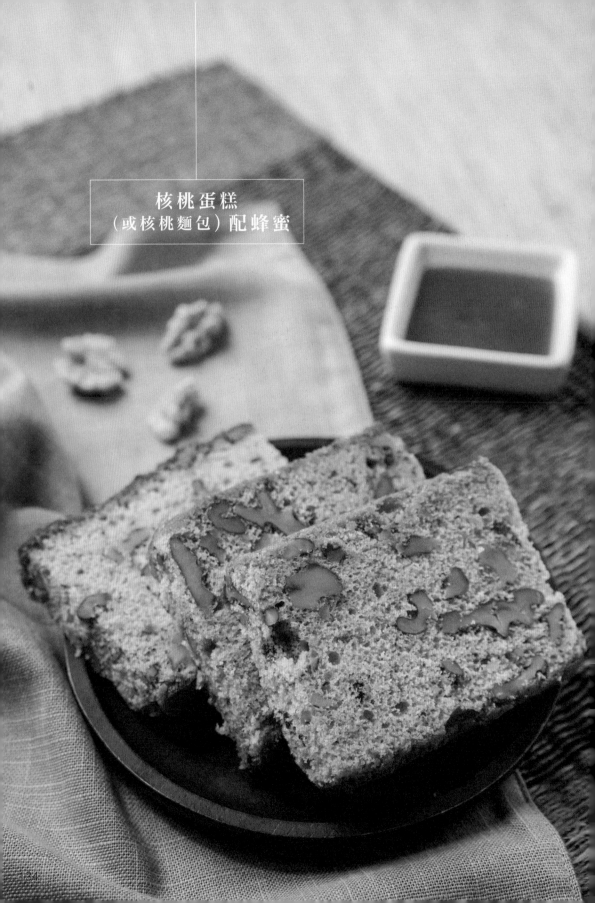

核桃蛋糕
（或核桃麵包）配蜂蜜

核桃蛋糕（或核桃麵包）配蜂蜜

材料：

核桃蛋糕 1 個，蜂蜜適量（以顏色暗淡者為佳）

做法：

2 湯匙蜂蜜淋在一份核桃蛋糕上面，直接食用。

功效： 適合精液稀薄者。

調養： • 宜做適量運動鍛煉身體，但不宜太過量。
要條達情志，旅行、音樂、園藝栽種等是
保持心情愉悦的方式。

• 海參、蠔、韭菜、松子仁、南瓜子、羊肉、
魚肚、香芹菜等，都是有幫助的食物。

知識儲備

方劑名稱： 黃連阿膠湯
藥物組成： 黃連、黃芩、芍藥、阿膠、雞子黃
功用： 除熱止煩，補虛利眠

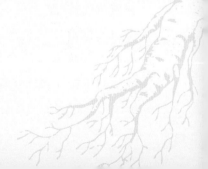

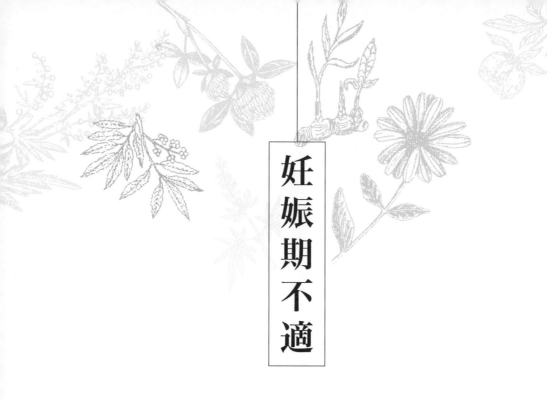

妊娠期不適

　　阿儀懷孕了，她喜形於色地對我說：「醫師，之前兩個月在你這裏調理身子挺開心，喝的中藥味道不苦。」又伸出手腕，説：「現在請你幫我診一下脈，是不是喜脈呀？」 我説「咦，喜脈你也知道呀？」明知道阿儀已經確診有孕，把把脈就是滿足一下她的好奇心。也好，順便讓我們也「八掛」一下！甚麼是喜脈。喜脈是滑脈。這個時候身體在抽調元氣把子宮的活力推動起來，要做到這樣一波推動，需要的動力不小，在脈象上就出現滑脈。醫書云：「婦人之有子也，必然心脈流利而滑，脾脈舒徐而如，腎脈旺大而鼓指，始稱喜脈。」連醫書的字裏行間都流露喜氣。

　　不過，做媽媽是有苦有樂的。懷孕的反應會使準媽媽有些不舒服。首先，可能是妊娠嘔吐。妊娠嘔吐可能在懷孕停經後 6 周左右出現，約在 12 周左右多數自行消失。萬一嘔吐頻繁，每日超過三次，體重減輕超過懷孕前的 5%，就叫劇烈嘔吐，有些人甚至惡聞食味，食入即吐，影響胃口和進食，這個階段營養又不能跟不上，所以嚴重嘔吐時暫停進食，好轉後選擇喜歡的食物，忌腥氣，忌油膩，忌過冷，廚房烹飪的氣味可能引起不適，盡可能避開。

個別孕婦會患妊娠期高血壓。大約在懷孕 20 周後，出現高血壓、蛋白尿、水腫，要等到分娩後 12 個星期內恢復正常。

　　妊娠期糖尿，有一種在妊娠前已確診患糖尿病；另一種在妊娠前糖代謝正常，妊娠期才出現糖尿，這一類佔大多數。患者於產後多數能恢復正常。但是妊娠期血糖高，對母子健康都構成風險，所以要重視。

　　妊娠出血，有可能是先兆流產，要特別注意。

醫案舉例

女性，37 歲，家庭主婦。這是第二次妊娠，已有身孕 23 周。出現陰道出血，下腹脹痛，腰痠痛。看西醫時，醫生說有可能是先兆流產。親人陪同來看中醫。望診：臉色偏蒼白，精神尚可。舌診：舌淡紅，苔薄白。脈診：脈細滑。問診：胃納、睡眠尚可。證屬少陽經病，血虛裏熱，沖任不固。

對症療法

治以養血清熱，寧神安胎，方藥選用「當歸散」合「甘麥大棗湯」加仙鶴草、地榆、正官莊高麗參。每日一劑，連服２０日，囑臥床休息，禁性生活。治療後陰道出血及腹痛得止，最後順利產下健康嬰兒。

醫案舉例

女性，31 歲，服裝售貨員。第一胎懷孕 31 周。本來每天正常上班的她，發現下肢麻痹劇痛，無法自行起床下地，大小便都需要人攙扶，站立和行動不方便。婦產科醫生診斷她是妊娠恥骨痛，給予止痛藥。這位年輕女士，身體素來沒有甚麼病痛，這次下肢痛得實在心慌意亂，家裏缺少人手照顧，因而來求診。當時她自訴身體寒熱往來，臀部腿部劇痛、口苦咽乾、作悶作嘔、微怕風寒。舌紅苔白，脈細弦。證屬少陽經、太陽經合病，外邪內飲，氣血不暢。

對症療法

治以疏解氣機，調和營衞，方選「柴胡桂枝湯」加黃芪。每日服 1 劑，連服 5 日。藥至 2 劑，疼痛得減，5 劑後病癒。

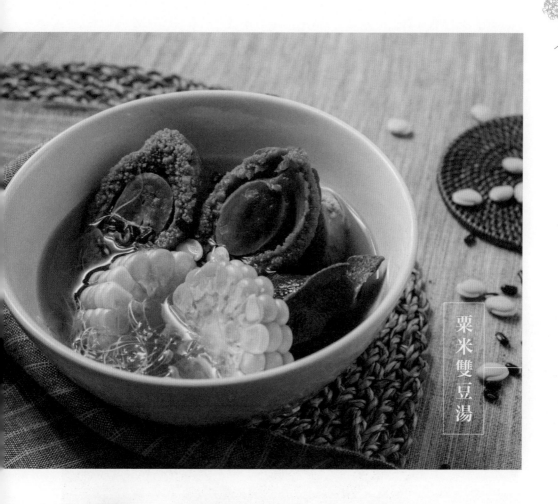

粟米雙豆湯

食療

粟米雙豆湯

材料：

粟米（連鬚）2 條，乾鮑魚仔 1 兩，赤小豆 1/2 兩，
炒扁豆 1/2 兩，陳皮 1 錢，瘦豬肉 6 兩，滾水適量

做法：

1. 材料洗淨。
2. 乾鮑魚仔泡浸 8 小時。陳皮浸 1/2 小時，刮去瓤。
   瘦豬肉汆水。
3. 煲內注入滾水，放入所有材料，再煮滾後轉慢火
   煲 2 小時便可飲用。

功效：妊娠高血壓者適用。

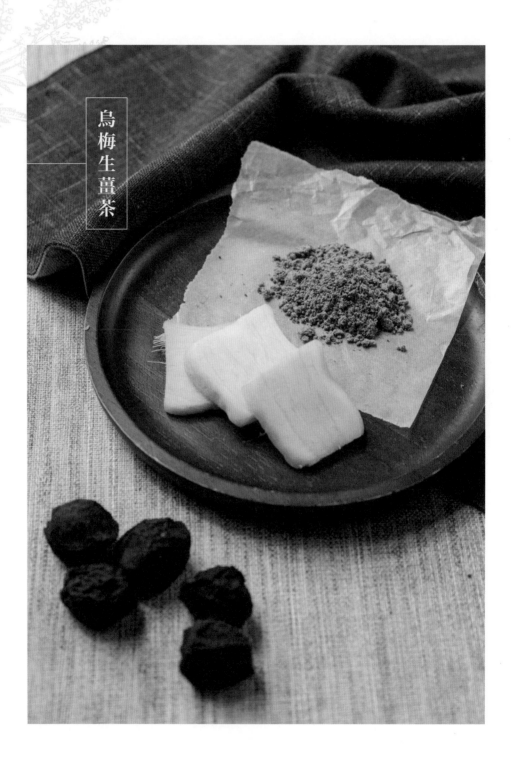

烏梅生薑茶

烏梅生薑茶

材料：

烏梅 3 錢，生薑 3 錢，黑糖 2 湯匙（可隨口味加減），
清水 1 碗

做法：

1. 材料洗淨。
2. 取清水煮滾，將三款材料放入共煮 15 分鐘，熄火，
   適溫即可飲用。

功效：適合妊娠嘔吐之人。

調養：選擇易於消化，營養豐富的食物，例如豆漿、
肉湯、粥，多吃蔬菜水果，防止便秘，適當做
運動。

知識儲備

方劑名稱：柴胡桂枝湯
藥物組成：柴胡、半夏、黃芩、人參、桂枝、芍藥、生薑、
大棗、甘草
功用：和解少陽，解表祛痛

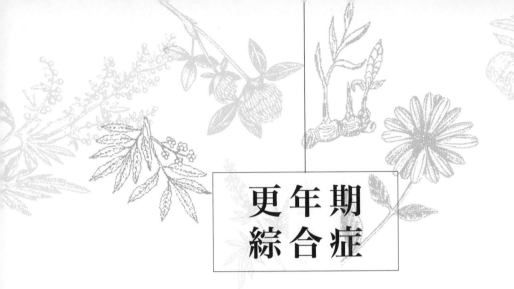

更年期綜合症

　　吳太太一邊輕輕擦拭脖子上的汗，一邊說：「醫師啊，我最近月經要麼就不來，要麼就淋漓不斷，臉上和身上突然一陣陣烘熱，你看，還老是愛出汗……沒來由地不開心，無緣無故就想發脾氣。半夜醒來有時就睡不着了，心裏好像有螞蟻咬似的。」

　　我問：「生活都好吧？」

　　她說：「不錯呢，兒子學金融，大學就要畢業了。」

　　我說：「不用擔心，女性到了某個年齡，生理上有一道坎要過，過了就好了。」我指的是更年期。

　　常言道，「愛美是女人的天性」，時下再添一句：「怕老是女人的專利」。也有道理，辛苦了半輩子，好不容易等到享福的日子來了，更年期也到了，開什麼玩笑，命運不是太幽默了嗎？

　　不少女性認為更年期到來，就意味着衰老，是她們最不想要的。這裏讓我帶大家去一探究竟，看看更年期是否如此令人惶恐不安。

西醫說的更年期，中醫又稱絕經期。46-50 歲左右的婦女，隨着年齡的增長，卵巢功能逐漸衰退，雌激素、孕激素分泌明顯減少，有些人不能適應生理變化而出現一系列的症候，如月經不規律、焦躁不安、失眠多夢、盜汗、潮熱等，有時還會出現情志方面的異常。研究顯示，近年來這種症候還有提早發生的趨勢。這些症候有輕有重，持續時間短則一年半載，長則五六年之久。情況嚴重者，會影響到患者的身心健康及家庭和睦。

　　那麼如何幫助更年期婦女減輕不適，甚至在無症狀中順利渡過呢？西醫臨床上採取的是激素替代療法，這種方式比較直觀，就是補充荷爾蒙，改善雌激素下降帶來的各種代謝紊亂。但是，隨着纖體瘦身成為時尚，成為健康的符號標記，女士們追求完美的要求更高了，對激素可能引起的肥胖或新陳代謝問題更敏感，很自然地，不少人轉向中醫問路了。從中醫的角度來看，婦女在絕經期階段腎氣不足，天癸衰少，以至陰陽平衡失調，影響到心、肝、脾諸功能紊亂。在治療上中醫可選用內服中藥，針灸刺激，穴位按摩，副作用小，療效顯著，還能兼顧調補身體的作用，延緩衰老，一直很受歡迎。

醫案舉例

女性，50歲，家庭主婦。患者前來就診時已經三個月經期不來，且伴有自汗，潮熱，煩悶，經西醫婦科檢查，生殖系統正常，診斷為更年期綜合症。中醫辨證：患者身形略顯肥胖，面色潮紅，自訴近半年睡眠差，潮熱，自汗，驚慌，煩躁。食慾正常，大小便正常，舌淡紅，苔白，有齒痕，脈細緊，證屬厥陰經病，半表半裏陰證，外熱內寒。

對症療法

治以調理氣血，溫裏去飲。方藥選用「柴胡桂枝乾薑湯」加浮小麥，紅棗，珍珠母，結合針灸減肥。連續治療一個月後，收效明顯，經期復來。

醫案舉例

女性，47歲，家庭主婦。就診時已數月未有月經來潮。夜寐時出現自汗，潮熱，煩悶。經西醫診斷為更年期綜合症。中醫診察：患者身體肥胖，舌淡紅，苔白，脈緩，證屬太陽經太陰經合病，營衛失調，氣血虛損。

對症療法

治以調和營衛，養血寧神，方藥選用「桂枝加龍骨牡蠣湯」加浮小麥，紫石英，結合針灸治療，一個月後，月經來潮，其他症狀皆已消除。

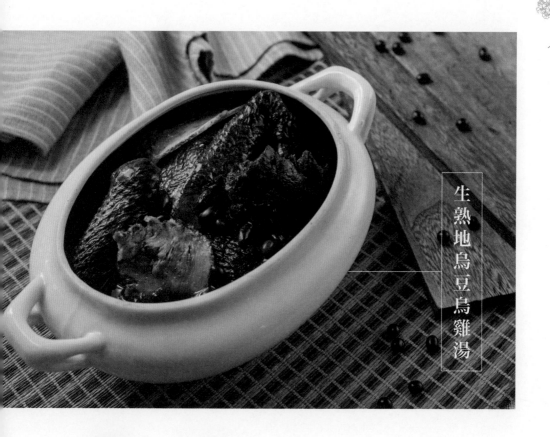

生熟地烏豆烏雞湯

食療

生熟地烏豆烏雞湯

材料：

生地 3 錢，熟地 2 錢，烏豆 1 兩，全當歸片 1/2 錢，烏雞 1 隻，滾水 8 碗

做法：

1. 材料洗淨。烏豆浸泡 4 小時，撈起。
2. 烏雞放入滾水中汆水 2 分鐘，取出。
3. 將所有材料放入瓦湯煲內，注入滾水，明火煲滾，轉中慢火煲 1 1/2 小時，加入少許鹽即可。

服法：分兩次將湯飲完。

功效：此湯對更年期潮熱有緩解作用。

蟲草花膠湯

材料：

冬蟲夏草 10 條，花膠 5 兩（已浸發），海星 1
隻，乳鴿 1 隻，生薑 2 片，滾水適量，鹽適量

做法：

1. 材料洗淨。海星放入滾水中汆 1 分鐘，撈起。
2. 乳鴿劏好，放入滾水中汆水 2 分鐘。
3. 將以上材料放入燉盅內，注入滾水，隔水燉
   2 小時，熄火，加入少許食鹽調味，即可食
   用。

功效： 此食療功效為滋陰寧神，對改善自汗和
失眠有幫助。

調養： • 情緒不安、煩躁、失眠者，可選擇含
維他命 B 豐富的食物，如粟米、小米、
麥片、紅米、牛奶和綠葉蔬菜。

• 月經頻繁、經血量多引起貧血者，多
吃含鐵和蛋白質豐富的食物，如蛋
類、瘦肉、牛肉、豬肝，蔬菜中的白
菜、菠菜、紅蘿蔔、番茄、鮮棗、鮮
淮山，適宜多吃，乾的紅棗、桂圓、
黑芝麻、枸杞子、紅豆也宜常吃。

經絡養生：
選取穴位： 足三里、太溪
做法： 點按穴位，或艾灸均可。

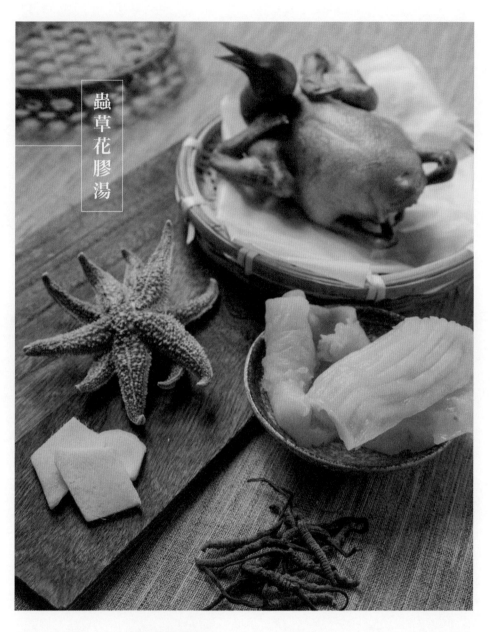

蟲草花膠湯

穴位示意圖：

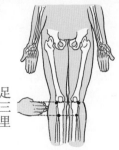

足三里

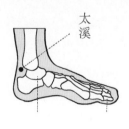

太溪

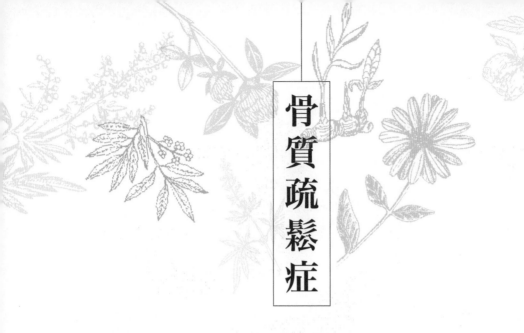

骨質疏鬆症

骨質疏鬆症是現代醫學病名，屬於骨骼新陳代謝的病症。人的骨質在35歲後會逐漸流失。此病患者的骨質密度減少，使骨骼結構變得脆弱，因而容易導致骨折，造成痛楚，降低患者、尤其是年長患者的自我照顧能力。

骨質疏鬆症有時容易被忽略，因為沒有甚麼病徵，除了有些患者脊椎骨病變時，脊椎慢慢塌陷，人變得矮小，甚至駝背，一般患者可能因為輕微碰撞或跌倒而骨折，才發現患病。

女性停經後因雌激素停止分泌，容易出現骨質疏鬆；酗酒吸煙者及飲用過量咖啡因飲品的人士容易患此病；缺鈣、內分泌失調、長期服用高劑量類固醇藥物的人都屬於高風險人群。

骨質疏鬆症的臨床症狀，中醫歸於「痹症、骨痹」範疇。病因和腎氣虛衰有關。中醫的「腎」不是有型有質的器官，它涉及到內分泌、神經、免疫、代謝等幾方面的功能，腎氣對人一生的發育、壯盛、衰老起着重要作用。腎主骨，中老年人腎精漸虧，就可能發生骨質疏鬆。不約而同地，從內分泌和新陳代謝的角度研究骨質疏鬆，中醫和西醫有着本質上一致的觀點。治療方面，中醫採用針藥併施，標本兼治，沒有毒副作用。

醫案舉例

男性，49歲，消防員。因兩膝關節紅腫疼痛，經醫院檢查，診斷患「骨質疏鬆症」。臨床見膝關節紅腫，患者行走困難。胃口正常，無高血壓、高血脂、高血糖，中等身形，不肥胖，大、小便正常，舌淡紅，苔薄白，脈細緊，證屬太陰經、少陰經合病，陰陽皆虛，肝腎精血不足。

對症療法

治以溫陽補血，散寒通滯，方藥選用「虎潛丸」加烏梢蛇。方中以羚羊角骨代替虎骨，因為老虎為國家保護動物。配合針灸治療。治療一個月，疼痛顯著減少，活動自如，繼續治療。

醫案舉例

男性，65歲，商人。平時經常腰痛，下肢關節脹痛，站立無力，走動不便，夜間疼痛加劇，醫生檢查診斷患椎間盤退化性病。病人自訴夜睡不寧、夢多、自汗，坐立時間過長，腰腿出現劇痛，行走時腰不能伸直。中醫診察：行動不自如，腰背難伸直，四肢冷，舌淡紅，苔白，脈細弱，證屬太陽經、少陰經合病，在經為太陽少陰，在臟為腎，腎之合為骨。腎氣虛衰，故致病。

對症療法

治以溫陽補腎，方選時方「腰腿痛方」加減，伍以桂枝、穿山龍、夜交藤。結合針灸。治療後收良效，疼痛大減，精神轉佳。囑戒煙酒，多曬太陽。治療須持之以恆。

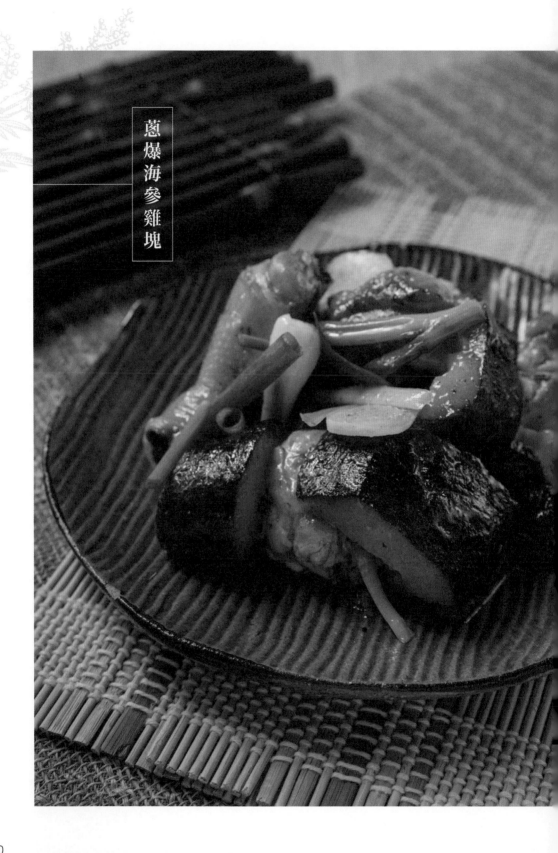

蔥爆海參雞塊

食療

蔥爆海參雞塊

材料：

海參 4 條（已浸發），雞 1/2 隻，大蔥 2 棵，生薑
6 片，紹興酒 2 湯匙

調味料：

胡椒粉、鹽各適量

做法：

1. 材料洗淨。大蔥切段。
2. 雞切塊，用調味料醃味 20 分鐘。
3. 海參切塊，放入開水中氽水 1 分鐘，撈起。
4. 下油燒熱煎鍋，放入大蔥段爆香，取出備用。
5. 原鍋連油燒熱，放入薑片、雞塊，大火翻炒 3 分
   鐘，加入紹興酒，放入海參同炒 1 分鐘，將大蔥
   段回鍋，注入 140 毫升開水，加蓋，中火煮約
   15 分鐘，放入調味料煮至汁收乾即可。

功效：此食療方法可補益腎精，滋陰養血，改善骨
質疏鬆。

當歸生薑羊肉湯

全當歸 5 錢，生薑 1 兩 5 錢，紅棗 10 枚，羊腿肉 1 斤，清水適量

做法：

1. 材料洗淨。當歸用清水浸泡 15 分鐘。生薑切成厚片。
2. 羊腿肉除去油脂，汆水，備用。
3. 用瓦煲注入清水煲滾，將所有材料放入煲中煮 1 1/2 小時，加入少許食鹽調味即可。

功效： 此方是食補方，病後恢復期適用。

調養： 平常多曬太陽，做適量運動。多吃牛奶和乳製品、魚類、海帶、芝麻。時常用黃芪入湯品。如果怕上火，可以用五指毛桃替代。一定要戒酒。

知識儲備

方劑名稱： 虎潛丸
藥物組成： 龜板、黃柏、知母、熟地、白芍、鎖陽、陳皮、虎骨、乾薑
功用： 滋陰降火，強壯筋骨

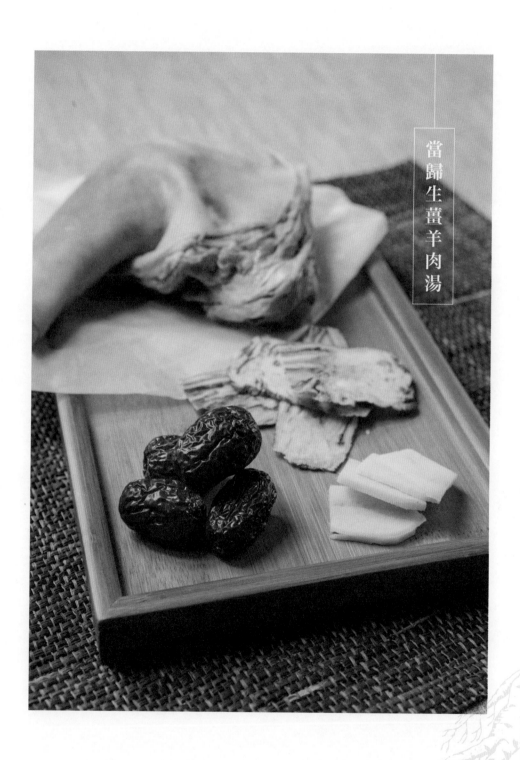

當歸生薑羊肉湯

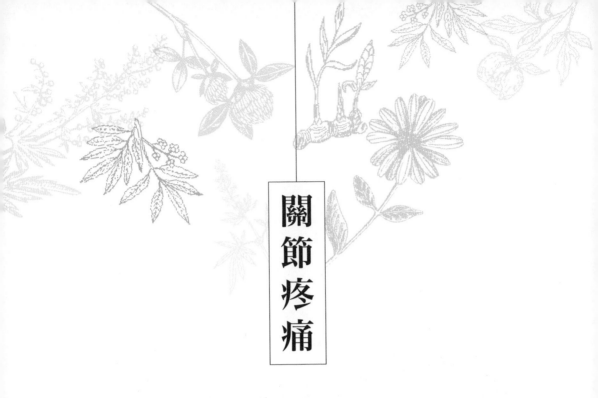

關節疼痛

　　風濕關節炎引起關節痛，現代醫學用消炎止痛殺菌的方法卓有療效，患者治療康復過程一般都較滿意，這裏就不贅述了。目前比較棘手的是由自身免疫系統引起的關節病變，如類風濕性關節炎、強直性脊椎炎。類風濕關節炎表現為對稱性、慢性、進行性多處關節病變。關節滑膜發炎，侵犯關節軟骨，軟骨下的骨質韌帶和肌腱，最終導致關節變形。而強直性脊椎炎主要影響背部關節，以及盤骨附近的骶髂關節。患者脊椎之間的椎間盤由於增生而使骨骼融合，患者活動受限制，甚至完全喪失活動能力。近年這個病有年輕化趨勢。所以如果遇有不明原因背痛 3 個月未緩解，要敲響警鐘。西醫治療以非類固醇止痛藥和生物製劑為主。

　　這類型的病屬於中醫「痹病」、「歷節風」範疇。

　　中醫認為：人的正氣虛弱，尤其是衛氣虛之時，風寒濕邪乘經絡之虛侵入人體，閉阻經脈，即成痹症。如果關節疼痛，屈伸困難，逢天冷或陰雨天氣發作，患處不紅不熱不腫，遇寒更痛，得暖則痛減，就屬於風濕。如果久治不愈，也會鬱而化熱。治則以溫通為要。

《傷寒論》和《金匱要略》對於此病的論述很豐富。治類風濕，《金匱要略》「諸肢節疼痛，身體魁羸，腳腫如脫，頭眩短氣，溫溫欲吐，桂枝芍藥知母湯主之」。

治慢性關節炎，身有微腫小便不利，劇痛者，甘草附子湯。《金匱》「風濕相搏，骨節疼痛，全身掣痛不得屈伸，近之則痛劇，汗出，短氣，小便不利，惡風，不欲去衣。或身微腫者，甘草附子湯主之。」

治濕痹（關節炎），《金匱要略》「太陽病，關節疼痛而煩，脈沉而細，此名濕痹。濕痹之候，小便不利，大便反快，但當利其小便，桂枝去桂（芍藥）加茯苓白朮湯主之。」

治外邪所致風濕，「病人一身盡疼，發熱，日晡所劇者，傷於汗出當風，或久傷取冷所致也，可與麻黃杏仁薏苡甘草湯。」經方大師胡希恕還會用合方：柴胡桂枝乾薑湯合當歸芍藥散，善用變方：越婢湯加朮附，葛根湯加朮附。用原方：當歸四逆湯，腎着湯。

這麼多方，眼花瞭亂了吧？怎麼用呢？有病就有方。我對中醫的信心是在臨床工作中建立起來的。治急性病要有膽有識，治慢性病要有方有守。這就是傷寒醫學人的性格。

醫案舉例

男性，62歲，退休工人。患心肺衰竭多年，時常氣促，咳嗽濃痰，血壓高。近日全身關節疼痛，難以屈伸。刻下痰多咳喘、低燒、自汗、食慾差、眠差、舌淡紅、苔白厚，脈細弱，六經辨證屬少陰經病，血不營經，寒濕阻絡。

對症療法

治以溫陽養血，散寒通滯，主方選「甘草附子湯」加當歸、川芎、松節，因應病情略事調整，伍以海風藤、穿山龍等藥味。結合針灸。治療60天後，諸症大減。囑戒煙酒，適量運動。一年後復診，自述疼痛未發作。

醫案舉例

女性，70歲，退休工人。近年出現全身關節痛，西醫診斷風濕性關節炎。刻下全身關節疼痛煩躁，神情疲倦。有糖尿病及高血壓病史，服用西藥仍有血壓高，心率偏快，大小便尚可，胃口尚算正常。舌淡紅，苔白厚，脈細弱。證屬陽明經、太陰經合病，陽虛濕重，風濕傷絡。

對症療法

治以溫陽養血，散寒驅濕，方選「附子湯」加生石膏、川芎、當歸、烏蛸蛇。一個月後病情改善，滿意療效，繼續接受治療。

食療

杜仲川斷豬尾骨湯

材料：

杜仲 1 1/2 兩，川斷 1 兩，黑豆 2 兩，豬尾骨 12 兩，生薑適量，清水適量

做法：

1. 材料洗淨。豬尾骨汆透水。

2. 藥材浸泡 1/2 小時。

3. 用瓦煲注入適量清水煲滾，放入所有材料煲 2 小時，調味即可飲用。

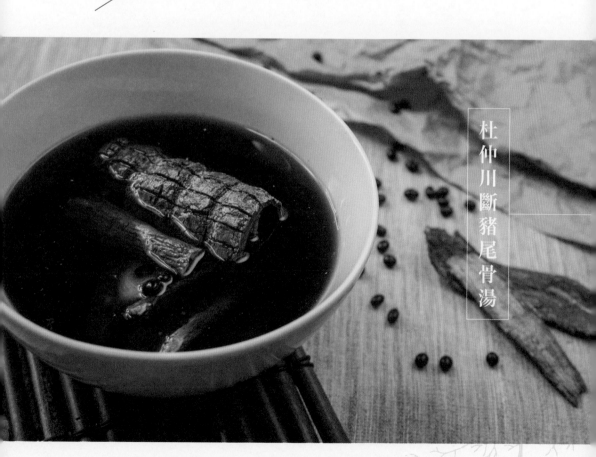

杜仲川斷豬尾骨湯

牛大力土茯苓煲老龜

材料：

牛大力 1 1/2 兩，鮮土茯苓 6 兩，老龜 1 隻，生薑 8 片，紹酒 1 湯匙，清水適量（如果沒有老龜可以改用龜板 2 兩）

做法：

1. 材料洗淨。牛大力浸泡 1/2 小時。
2. 老龜加 3 片薑汆水，棄去薑片備用。
3. 鮮土茯苓切片。
4. 用瓦煲注入適量清水煲滾，放入材料和紹酒，煲兩小時，加少許鹽調味即可。

調養：常常曬太陽。練太極拳，八段錦。減少負重。

知識儲備

方劑名稱：甘草附子湯
藥物組成：甘草、附子、白朮、桂枝
功用：溫中利濕，除寒濕痹痛

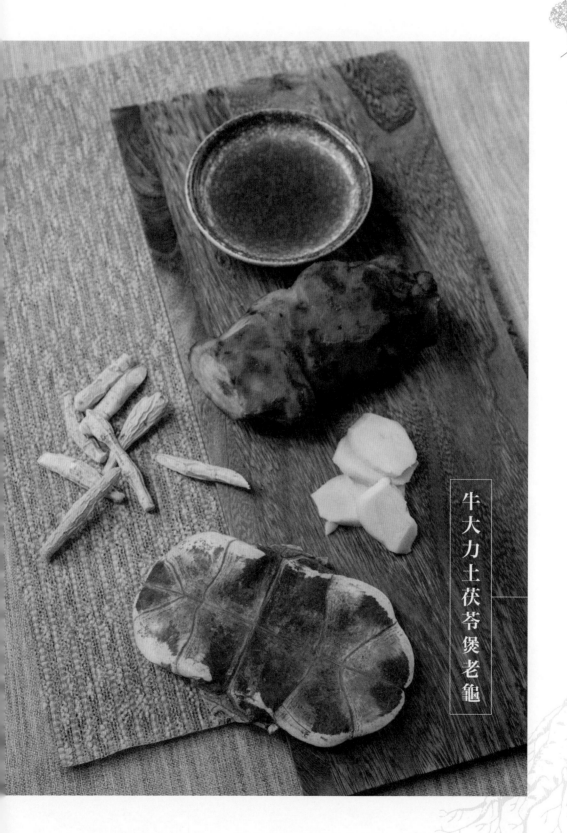

牛大力土茯苓煲老龜

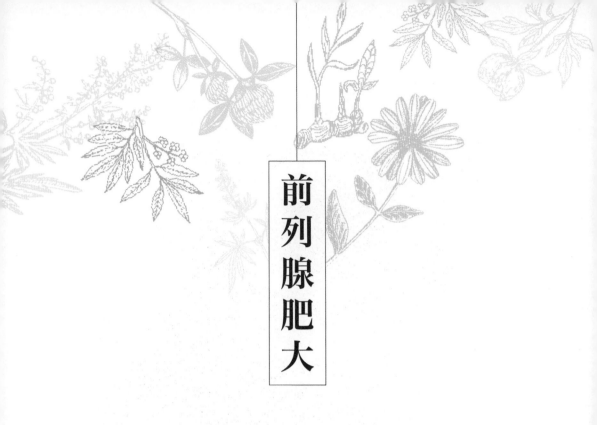

前列腺肥大

前列腺增生或前列腺肥大是怎麼一回事？生理結構上，在男性的前列腺中間，有輸尿管通過。如果前列腺變肥大了，就會壓迫住在中間通過的輸尿管，有點像塑膠水管被拳頭緊緊地握住，水就不容易流出來了。

前列腺肥大壓迫尿道，往往出現排尿無力、尿不盡等問題。40歲以後的男性有一部分會出現這種症狀。

中醫認為，前列腺屬於十二經脈中足厥陰肝經，肝膽互為表裏關係，需要津液充分濡養。津液在中醫的範疇包括血、組織液、淋巴等為身體所利用的營養物質。肝膽出現問題，經絡濡養就不好，容易出現前列腺增生的問題，津液越是長期失養，越容易形成瘀滯和虛熱，表現出來就可能會是前列腺炎。筆者看過的不少病人都符合這種發病機理。通俗地說，平常生悶氣、熬夜、酗酒、工作壓力大的人都要格外警惕了。

醫案舉例

男性，45歲，商人。因尿頻和血尿，經朋友介紹來求診。當時攜來血液檢查報告一份，總前列腺癌抗原（PSA）23ng/ml，正常值為0-4ng/ml。患者自覺尿頻，下腹脹痛，小便不暢，時有血尿。胃口和睡眠差，疲勞，最近消瘦。舌淡紅，苔白，脈細緊，六經辨證屬陽明經證，血滯氣結，濕熱內阻。

對症療法

治以清裏實熱，利濕化瘀，方選　「豬苓湯」加白茅根、白花蛇舌草。這條經方藥少力專，服用一個月後，臨床諸證狀皆消失，血液檢查對照，總前列腺癌抗原（PSA）0.5ng/ml已經大幅下降至正常值。患者對療效很滿意，繼續接受鞏固治療。

醫案舉例

男性，47歲。患前列腺炎多年。自訴尿頻，尿急，小便不暢，因小便次數多，夜晚影響睡眠，胃口也不好，疲倦瘦弱。舌紅，苔白，脈緩，六經辨證屬太陽經病，營衛失調，外寒內飲。

對症療法

治以調理營衛，解外利尿，選用經方「五苓散」加金錢草、車前草、劉寄奴，結合針灸治療。一個月療程完成時諸症得癒，療效顯著。

金錢草茶

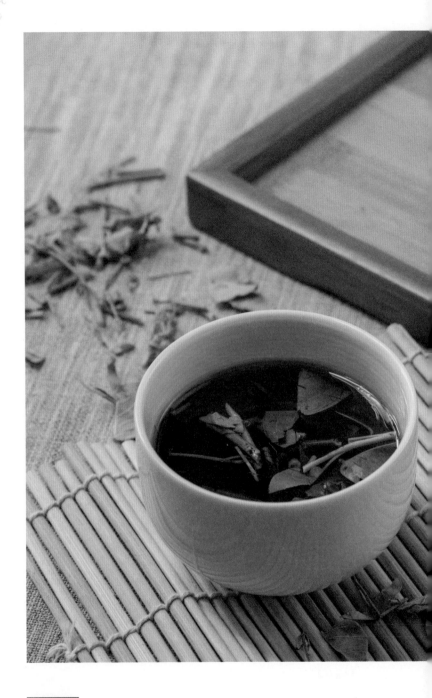

材料：

金錢草 4 錢，玉米鬚 5 錢，蜜棗 2 枚，清水 3 1/2 碗

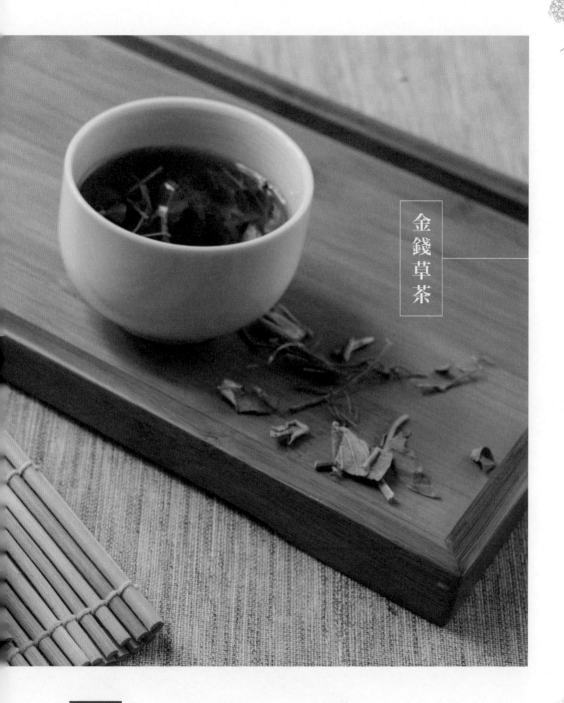

金錢草茶

做法：

材料洗淨，將以上材料用清水 3 1/2 碗煎成 1 碗。

服法：飯後飲用。隔日 1 次。

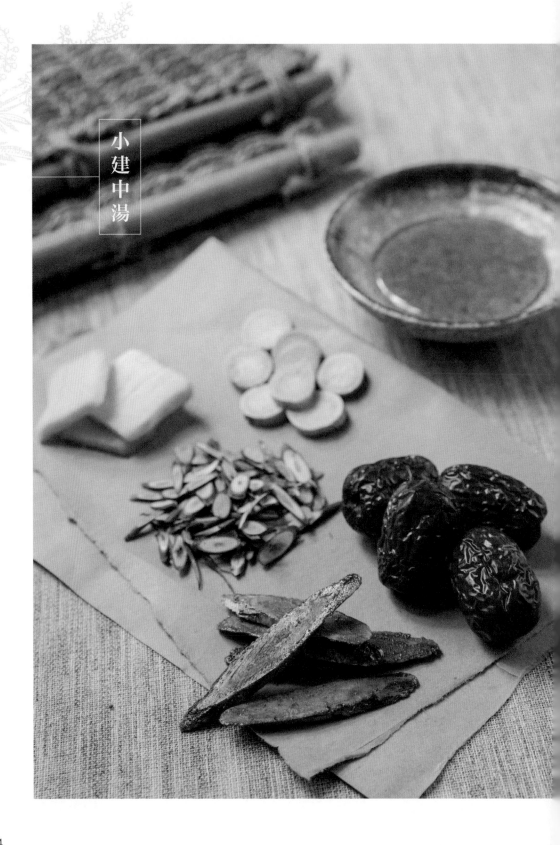

小建中湯

小建中湯

材料：

白芍 5 錢，桂枝 3 錢，生薑 3 錢（約 6 片），炙甘草 2 錢，紅棗 4 枚，麥芽糖（飴糖）3 湯匙，清水 3 1/2 碗

做法：

材料洗淨，前五味藥材用清水煎成 1 碗，趁熱放入麥芽糖攪勻飲用。

服法：隔日一次。

　　　　以上兩種茶交替飲用，對身體平衡有好處。

調養：白米粥是補充津液，濡養肝脾的好食品，前列腺屬足厥陰肝經，選擇吃白米粥，對前列腺是一個保護的方法。

知識儲備

方劑名稱：豬苓湯

藥物組成：豬苓、茯苓、澤瀉、滑石、阿膠

功用：利水清熱養陰

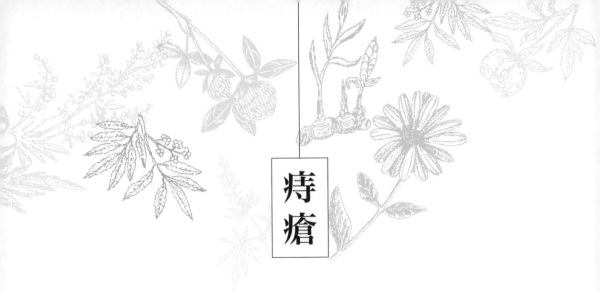

痔瘡

　　在人的身體裏，靠近肛門的那一段腸子叫做直腸。當直腸裏的靜脈回流受阻，充血加重，靜脈被脹得鼓成一團，直腸黏膜鬆弛、下垂，形成一個或數個柔軟的靜脈團，這就是痔瘡。常見痔瘡有內痔、外痔、混合痔。甚麼人容易患痔瘡？腹瀉、便秘、腸內發炎，刺激到肛門靜脈充血擴張，會生痔瘡。喜食辛辣的人也是高發一族。肝硬化患者、心力衰竭病人、妊娠婦女也比較容易患痔瘡。

　　痔瘡主要症狀是出血和痔瘡脫出，伴有搔癢疼痛。人的肛管皮膚對痛覺比較敏感，痔瘡發作時也會使人苦不堪言。

　　中醫認為：大腸主津。從淺的層面看，如果大腸有熱，大腸蒸騰水液過度，灼傷津液；津液缺少，就會產生虛熱。如果一個人排便先硬後稀，就是虛熱的現象，長期下去容易患痔。但是大腸的功能不是孤立的，套一句流行語，「反映了潛在的深層次問題」，那就是脾胃功能，身體對食物吃進肚子之後進行腐熟、消化、吸收、排出廢物這整個過程。脾胃功能差了，大腸表現出來的是靜脈回流受阻，血不能流回去，寒弊瘀阻在肛靜脈上，形成內痔。所以說，痔的原因多數是從臟腑本虛、寒熱錯雜、下趨大腸，造成筋脈橫解而成。中醫怎麼治呢？

　　如果見到內痔患者，靜脈充血的時候，熱是一種表面現象，熱輕時用「葛根芩連湯」清其虛熱；蘊熱成膿時用「赤小豆當歸散」祛膿；但是病情發展到重的時候，以上兩首方就不一定好用了，這時寒弊瘀阻成為主要病機，考慮「當歸四逆湯」，借細辛之力將寒弊破除，以芍藥之力把肛門靜脈叢壅滯的血拽回來，這樣溫通一下，嚴重的內痔就可能消下去。有人會問：治痔瘡竟然用溫藥，不會吧？巧妙的是，用這條方可以溫通肝經，使消化系統的靜脈血液溫煦暢通，消化和吸收好起來，回流的血不再堵在肛門直腸，病自然就好了。這就是充滿經方特色的思路。

醫案舉例

男性，30歲，電子工程師。患痔瘡三年，便秘，便血，求治。

經診察確定內外痔兼有。患者體形消瘦，日常便秘，便時出血，肛癢肛痛，自覺胃脘寒冷，舌淡，苔白潤，脈沉細，證屬太陰經病，裏寒夾飲，瘀阻成膿。

對症療法

治以溫裏袪飲，通便消腫。方選「赤小豆當歸散」合「小承氣湯」，加仙鶴草、地榆、槐花。治療一個月，內外痔核全部萎縮，大便暢通。

醫案舉例

男性，38歲，的士司機。患痔瘡10年，至今未癒。患者每3至5日排大便一次，質硬，便後肛口破裂出血，素來少吃水果蔬菜，不喜飲水。舌質紅，苔白帶黃，脈弦，證屬陽明經病，氣滯裏熱，下趨大腸，瘀積成痔。

對症療法

治以清裏實熱，通便消痔。方選「小承氣湯」加仙鶴草、地榆、槐花、白朮、生薏仁。服藥一周便血得止，治療一個月後內外痔消失。一年後因其他症來診，告知痔瘡並未復發。

食療

金針雲耳蒸雞

材料：

金針（即黃花菜乾品）1 兩，雲耳 3 錢，雞 1/2 隻，生薑少量

醃料：

油少許、鹽適量、生粉少量

做法：

1. 材料洗淨。金針和雲耳用清水浸泡 2 小時，沖洗乾淨，瀝乾水份備用。
2. 雞切成塊，生薑切絲。
3. 將以上材料用醃料拌勻，置於碟內，滾水入鍋，隔水蒸 20 分鐘，靜置 2 分鐘後揭蓋，取出即可食用。

功效：對痔瘡有消炎止血功效。

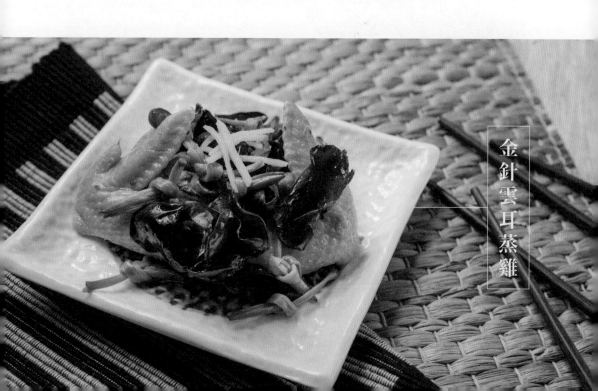

金針雲耳蒸雞

蜂蜜龜苓膏

　　選購用龜身龜板和土茯苓熬制的龜苓膏，加入純正蜂蜜食用。

服法： 每周 1 至 2 次。

調養： 平時適當吃點番薯、香蕉或芝麻糊（廣府人喜歡的一款糖水）。喜歡吃辣的人，要補充足夠的水份。除了喝水，更有效的方法，是喝米湯，白米熬出的米湯。

知識儲備

方劑名稱： 赤小豆當歸散
藥物組成： 赤小豆、當歸
功用： 排濃血，除濕熱

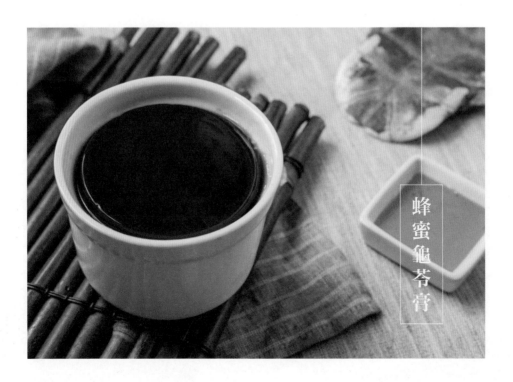

蜂蜜龜苓膏

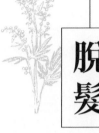

脫髮

脫髮原因很多：女性多數由於懷孕、分娩、更年期這三種生理現象造成女性荷爾蒙分泌失調而導致脫髮。男性多數是壓力造成：香港生活緊張，所承受的精神壓力越來越大，男性體內的雄性荷爾蒙增加，令油脂腺分泌增多，頭皮過油，轉化出更多的二氫睪酮（DHT），加上情緒不穩定，精神緊張，亦會令頭蓋肌肉拉緊，影響血液循環，脫髮更是無可避免。

減肥節食

減肥節食導致營養不均衡。這樣一來，身體不能吸收足夠而均衡的營養，頭髮健康亦間接得不到所需養份而變得容易脫落。

過度使用美髮產品

經常染髮、電髮、過度吹髮及長期使用化學美髮造型產品，均會對頭皮及頭髮造成化學污染，對髮囊深層造成傷害，令毛囊阻塞及受損，引致脫髮。

遺傳

別以為男士脫髮才有遺傳，「女性型脫髮」也可以是與生俱來的。其實所有女性同樣會製造少量的睪丸脂酮而形成二氫睪酮（DHT），但由於一般女性的女性荷爾蒙分泌較多，產生了抑制作用。隨着年齡增長，女性荷爾蒙分泌逐漸減少，如果父母或雙方長輩中有脫髮情況，患脫髮的機會亦相對提高。

斑禿（俗稱鬼剃頭）

起因是自身免疫系統失調，頭髮一圈圈地脫落，頭皮上出現大小不等的圓洞，頭皮色白而光亮，有時有癢感或無任何自覺症狀。斑禿中醫稱之為「油風」，多因陰血不足，肝腎虧虛，心腎不交，血虛不能榮養肌膚，腠理不固，風邪乘虛而入，風盛血燥，髮失所養則形成斑禿。中醫治療，病人要有耐心和恆心，服藥數十劑結合針灸治療，大多數能痊癒。

醫案舉例

女性，33 歲，獸醫。患者工作忙，又兼顧家庭，壓力大，在產下孩子半年的時候，頭髮大量脫落。刻下見患者頭髮稀疏，且月經周期不規則，有後錯之象，經量少，自汗畏寒，食慾差，大便秘結，每隔 2 至 3 天一次，睡眠差，舌淡紅，苔白厚帶黃，脈緊，證屬太陽經、陽明經合病，營衛失調，血虛裏熱。

對症療法

治以調和營衛，清裏通便，方藥選用「生髮湯」加蠶砂、益母草，結合針灸。服藥後不久停止脫髮，連續治療數十日，可見到新髮根陸續生長，逐漸恢復正常。

醫案舉例

男性，27 歲，酒店客務經理。一年前出現脫髮，頭頂和前額部位尤其嚴重，幾乎脫盡。患者自訴多年來經常腹瀉，大便每日 2 至 3 次，食慾差，便前下腹隱隱作痛，噯氣嘔酸，神疲自汗，畏寒，眠差。舌淡紅，苔白，脈沉細，證屬太陰經、少陽經合病。

對症療法

治以溫裏祛飲，養血生髮，方選「附子理中湯」合「四逆散」加禹餘糧、黃精，結合針灸。治療兩個月後開始見效，三個月停藥，讓髮絲自然生長。

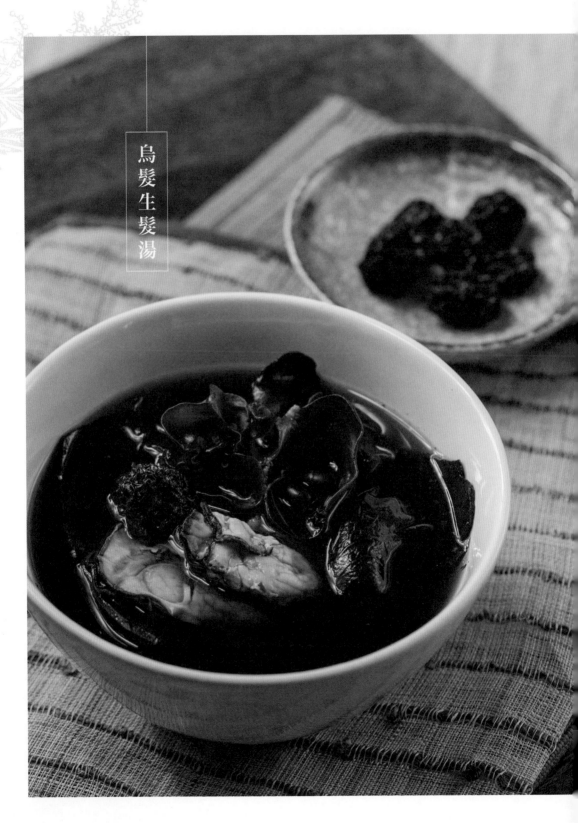

烏髮生髮湯

食療

烏髮生髮湯

材料：

製首烏 2 錢，黑豆 5 錢，黑木耳 1 錢，黑棗 2 枚，蠔豉 2 隻，豬骨 6 兩，滾水 6 碗

做法：

1. 材料洗淨。黑豆、黑木耳用清水浸 1 小時。
2. 豬骨用滾水汆水。
3. 將全部材料放入湯煲內，注入滾水，煲 1 1/2 小時。用少許食鹽調味即可。

服法：飲湯，此為一人份量。

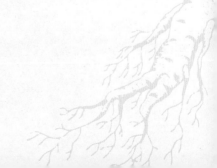

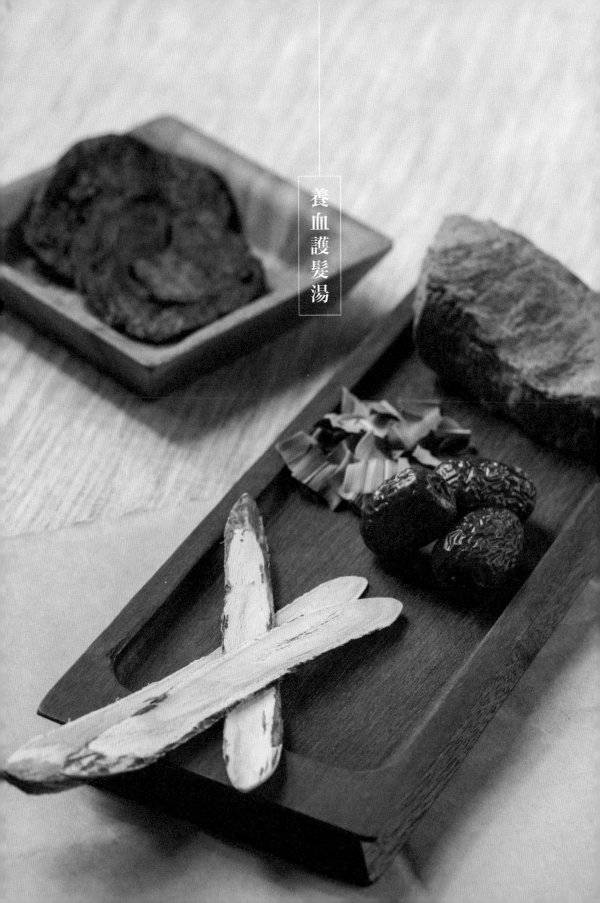

養血護髮湯

食療

養血護髮湯

材料：

黃精 4 錢，北芪 3 錢，斑蘭葉 6 片，紅棗 2 枚，牛肉 6 兩，滾水 5 碗

做法：

1. 材料洗淨。牛肉切件，紅棗去核。
2. 全部材料放入湯煲內，注入滾水 5 碗，中慢火煲 1 小時，用少許食鹽調味。

服法： 飲湯，此為一人份量。

調養： • 注意情志的調節，忌大喜大悲，減輕壓力，不要過度節食減肥，要攝取足夠而均衡的營養。

• 可以用杞子圓肉黑棗焗茶飲。

知識儲備

方劑名稱： 附子理中湯
藥物組成： 附子、人參、乾薑、甘草、白朮
功用： 溫中益氣，祛寒健胃

弱視
（兒童視力減退）

弱視又叫視力減退，無論看遠或近的景物都模糊不清，無論做手術或配戴眼鏡，都不能使患者達致正常視力水準。醫學檢查，眼睛沒有發現導致視力下降的疾病。弱視是兒童健康中往往被忽略的問題。

一般兒童在 5-6 歲期間，正常視力為 0.8-1.0，6 歲以後達到 1.0 是正常視力。從嬰兒到 6-8 歲階段，是視力發育的關鍵期，到 8 歲達至成熟。如果孩子的腦部視力區域發育不成熟，例如先天性屈光不正、斜視，進入視線的圖像模糊，不能用清晰的影像去刺激大腦的圖像識別能力發育，就會形成弱視。

如發現孩子對光、對物體的視覺追隨有異常，應該找醫生檢查，盡早處理。一般來說，能夠認讀視力表的兒童都可以定期檢查視力。斜視、雙眼視力度數相差過大、深度散光和遠視，以及近視偏差大於 300 度，容易形成弱視。眼科醫生提供的幫助包括遮眼鍛煉，對斜視患者透過手術將視軸矯正。

中醫認為這種情況屬於先天稟賦不足，或暫時性疲勞導致水液代謝失常。從調補肝腎入手，促進腦部發育，有利於改善弱視。

醫案舉例

男性，7 歲。由家長帶來求診。在其他地方經醫生檢查診斷為弱視。

中醫診察：兩側眼睛視力不正常，身體瘦弱，食慾不振，大便每 2 至 3 天一次，不喜歡吃蔬果，睡眠一般，舌淡紅，苔薄白，脈細緩，證屬太陽經病，營衛失調。

對症療法

治以溫化脾土，調和營衛，助長小兒發育自然視力得以改善。主方選用「苓桂棗甘湯」加白朮、黑杞子、石決明。治療一個月情況改善。囑均衡飲食，多吃蔬果，少看電視，每月再服藥十劑，鞏固療效。調治三個月停藥，家長表示小朋友對物體的視覺追蹤能力有明顯提高。

醫案舉例

女性，8 歲。小朋友雙眼視力減弱，其餘無恙。中醫診察：小童身體大致健康，大便正常，食慾正常，睡眠一般，易出汗，易患感冒，多咳嗽，舌淡紅，苔薄白，脈細緩，證屬太陽經病，營衛失調。

對症療法

治以溫陽解外，輔助視力，主方選用「苓桂五味甘草湯」，加白芍、白朮、黃芪、黑杞子。治療一個月後，視力改善，其後注意均衡飲食，適當鍛煉，視力達到正常。

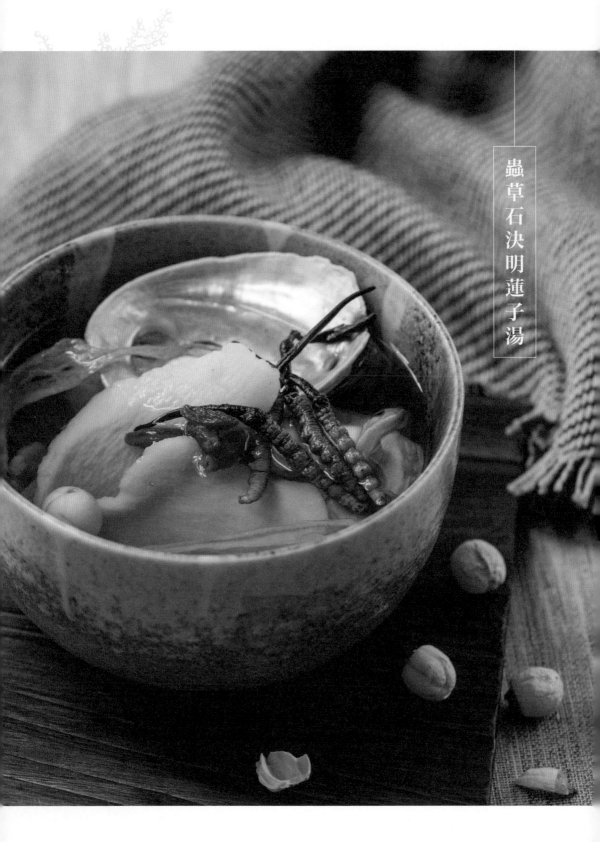

蟲草石決明蓮子湯

食療

蟲草石決明蓮子湯

材料：

冬蟲草 10 條，生石決明 1 兩，淮山 5 錢，蓮子 20 粒，枸杞子 2 錢，日月魚乾 4 隻，豬瘦肉 4 兩，滾水適量

做法：

1. 除冬蟲草外，其他材料洗淨。瘦肉汆水，撈起待用。

2. 將所有材料放入燉盅內，注入適量滾水，隔水燉 2 小時，加入少量食鹽調味。

服法：取湯飲。一人份量
　　　飯後飲用。隔日 1 次。

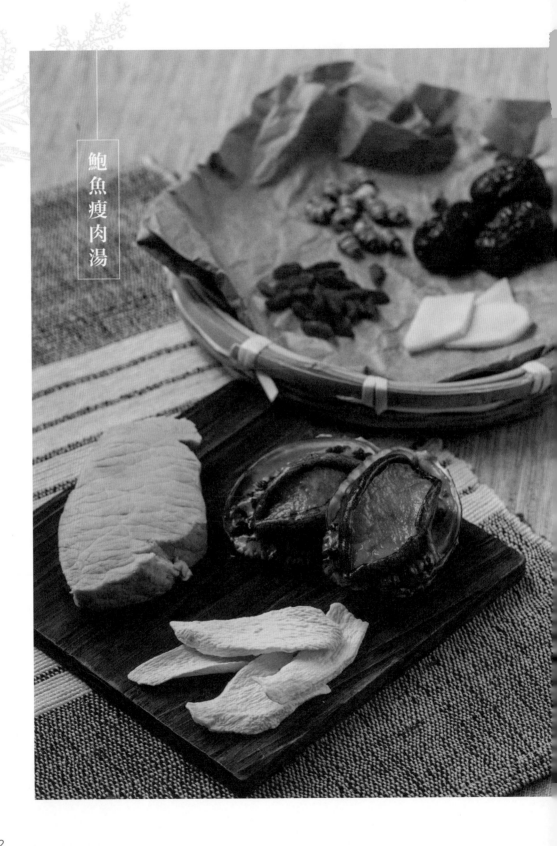

鮑魚瘦肉湯

鮑魚瘦肉湯

材料：

鮮鮑魚（連殼）3 隻，石斛 2 錢，枸杞子 2 錢，紅棗 3 枚，淮山 1 兩，生薑 4 片，豬瘦肉 3 兩，滾水適量

做法：

1. 材料洗淨。將鮑魚刷洗清理乾淨，連殼備用。
2. 豬瘦肉汆水。
3. 將所有材料放入燉盅內，注入適量滾水，隔水燉 2 小時，加少許食鹽調味。

服法：食用鮑魚肉，飲湯。

調養：• 如果並非斜視的小童，可以積極配合眼科醫生遮眼鍛煉。少看電視、少玩電子遊戲，減少眼睛疲勞。有時眼睛因過度疲勞可以引起暫時性眼房積水，損傷視力。

　　　　• 兒童服食魚肝油可以有助視力發育。

知識儲備

方劑名稱：苓桂棗甘湯
藥物組成：茯苓、桂枝、甘草、大棗
功用：平沖降逆，安神除煩

有病就有方

老中醫談治病養生

編著
趙生

攝影
輝

編輯
Pheona Tse

美術設計
Venus Lo

協力
Kiyon Wong

出版者
萬里機構出版有限公司
香港鰂魚涌英皇道1065號東達中心1305室
電話：2564 7511
傳真：2565 5539
電郵：info@wanlibk.com
網址：http://www.wanlibk.com
　　　http://www.facebook.com/wanlibk

發行者
香港聯合書刊物流有限公司
香港新界大埔汀麗路 36 號
中華商務印刷大廈 3 字樓
電話：2150 2100
傳真：2407 3062
電郵：info@suplogistics.com.hk

承印者
中華商務彩色印刷有限公司
香港新界大埔汀麗路 36 號

出版日期
二零一八年六月第一次印刷